KB190426

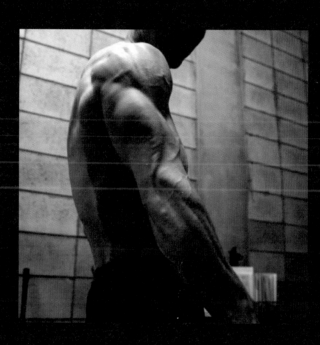

DeSun

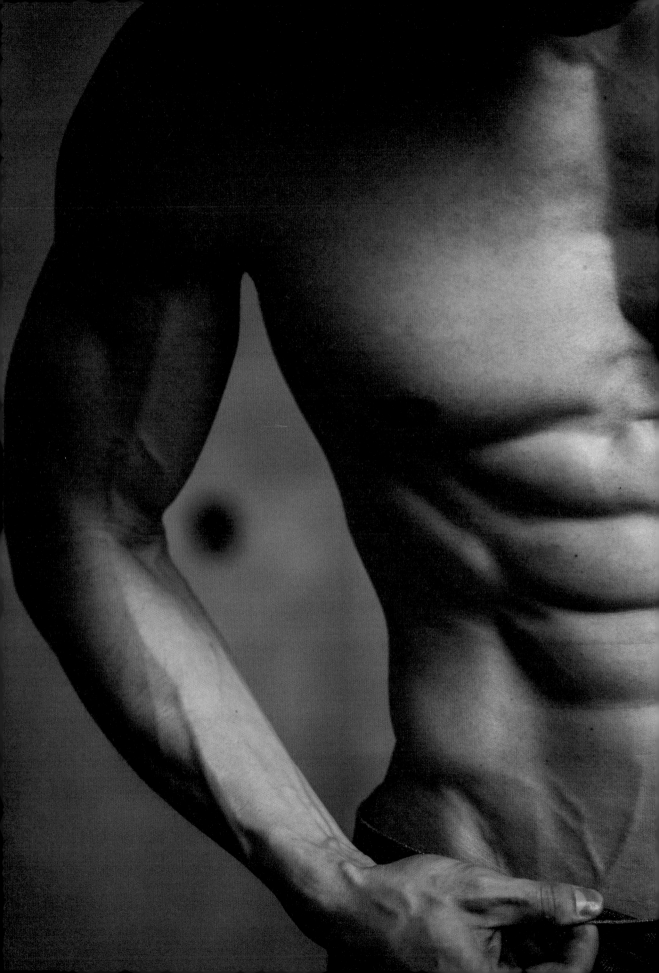

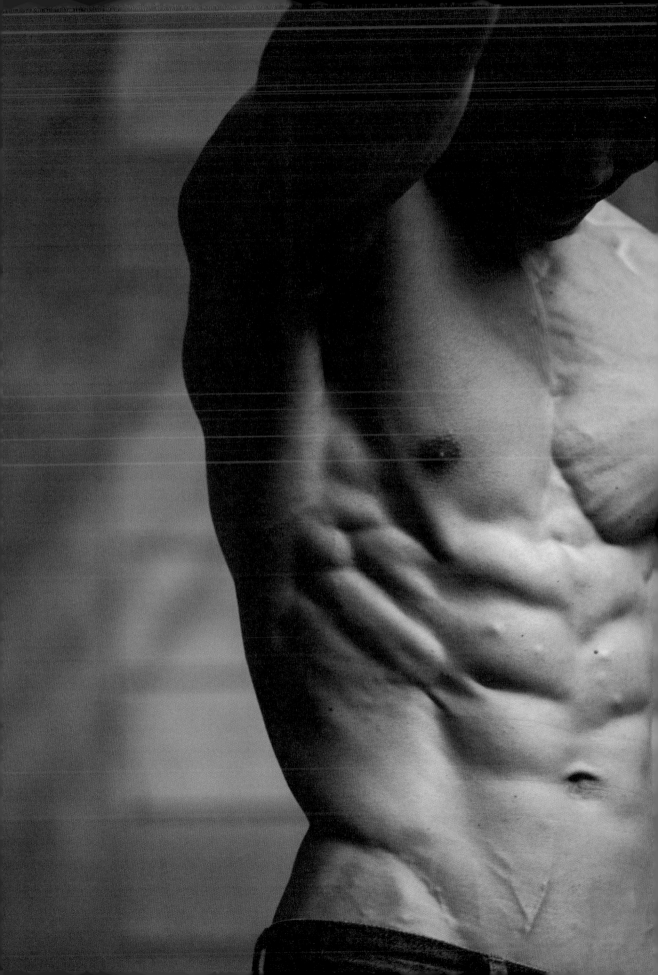

데스런+석가

근육의 생김새를 알면
운동이 쉬워진다

데스런+석가

근육의 생김새를 알면 운동이 쉬워진다

더디퍼런스

23년의 운동,
가장 중요한 것은 베이직

2017년에 처음 『닥치고 데스런 BASIC』을 출간한 게 엊그제 같은데, 어느새 8년이 흘러 2025년에 2판을 앞두고 있습니다. 처음 책을 쓸 당시엔 유튜브 구독자 30만 명의 채널을 열심히 운영했습니다. 하지만 점점 화려한 영상과 숫자에만 매몰되다 보니 운동의 본질에서 멀어지고 있다는 느낌이 들었습니다. 그래서 고민 끝에 채널을 내려놓고, 기본으로 돌아가기로 했습니다.

초창기에는 강하고 멋진 몸을 만드는 데에만 관심을 가졌지만, 시간이 흐르며 몸을 만드는 것보다 건강한 몸을 유지하는 것이 더욱 중요하다는 것을 깨달았습니다. 운동의 본질을 생각하니 답은 명확했습니다. '우보천리(牛步千里)'라는 말을 좋아합니다. 소처럼 느리고 꾸준하게 가면 결국 목적지에 도착한다는 뜻인데, 제 운동 철학과 너무도 잘 맞았습니다. 그래서 데스런은 빠르게 변하는 유행 대신 기본을 지키면서 한 걸음씩 성장했습니다.

지난 몇 년간 데스런은 재활 트레이닝과 기능성 운동 클래스에 집중했습니다. 몸이 아프거나 움직임에 어려움이 있는 분들을 도우면서 운동이 근육을 만드는 것 이상으로 삶의 질을 높일 수 있다는 걸 알게 되었습니다. 실제로 허리나 무릎 통증을 호소하던 분들이 기본적인 운동만으로 좋아졌다는 소식을 들었을 때의 기쁨은 이루 말할 수 없었습니다.

데스런 시리즈의 열한 번째 책 『데스런 기능성 운동 BASIC』을 내면서 운동의 범위를 일상 속 움직임으로까지 확장했지만, 여전히 놓치지 않는 것이 있습니다. 바로 "기본이 가장 중요하다"는 저의 오랜 철학입니다. 초보자부터 누구나 쉽게 따라 할 수 있도록 구성한 이유도 기본의 중요성을 강조하기 위해서였습니다.

23년 차 트레이너로 경력이 쌓일수록 더 분명히 깨닫는 건 화려한 기교나 자극적인 운동법이 아니라 기본이 가장 강력한 무기라는 사실을 깨달았습니다. 긴 시간 트레이너로서 수많은 사람을 만나며, 결국 기본이 탄탄한 사람이 원하는 몸과 건강을 유지한다는 것을 수없이 경험했습니다.

마지막으로 이 책의 멋진 일러스트를 완성해 주신 석정현 님께 감사의 마음을 전합니다. 대한민국 최고의 일러스트레이터인 석정현 님 덕분에 많은 분들이 근육과 운동 원리를 더욱 쉽게 이해하셨을 거라 믿습니다.

이제 다시 한번 여러분께 권합니다. 복잡한 운동법에 현혹되지 말고 때로는 '닥치고' 기본으로 돌아가 보세요. 그렇게 꾸준히 가다 보면 어느새 원하는 목적지에 다다라 있을 것입니다. 이 책이 여러분의 건강한 운동 여정에 든든한 동반자가 되길 바랍니다.

DeSLun ● 조성준

운동과 미술,
그 접점

필자는 그림을 직업으로 가지고 있는 사람이다. 전문적으로 그림을 그리는 이가 평생에 걸쳐 가장 많이 그리고 관찰하는 대상은 아무래도 '사람'일 것이다. 레오나르도 다빈치나 미켈란젤로가 그랬듯, 사람을 더욱 잘 그리고자 한다면 사람 몸의 내부 구조에 대한 지식을 쌓는 것은 당연한 일이다. 하지만 아무리 정보가 넘쳐나는 세상이라고 해도 책과 자료만으로는 분명한 한계가 있다. 그래서 처음에는 의대의 해부학 프로그램에 참여해 의료용 시신(카데바)을 만져보기도 하고, 누드크로키 실습과 입체 조형으로 이해해보려고도 했다.

그러나 가장 확실한 방법은 필자 스스로 몸을 직접 움직이면서 몸의 각 부위가 어떤 작용을 하는지 직접 느껴보는 것이었다. 게다가 그림 그리는 일은 꽤나 정적이다.

책상 앞에 앉아 손만 놀리는 시간이 워낙 많다 보니, 몸이 둔해지고 건강에도 조금씩 문제가 생기기 시작했다. '운동'의 필요성을 느끼게 된 것이다.

그러나 공부를 위한 것이든 건강을 위한 것이든, 평소 제한되고 일정한 움직임에만 익숙해져 있는 몸을 효과적으로 움직인다는 것은 결코 쉬울 수가 없다. 마치 수학 문제에만 활용되던 두뇌가 갑자기 힙합댄스의 스텝을 분석해야 하는 것만큼이나 낯선 일이기 때문이다.

어떤 일이든 원리를 모르고 뛰어들면 힘든 착오를 반복하게 된다. 사람의 몸은 최대한 자유롭게 움직일 수 있도록 수많은 뼈대의 관절과 근육으로 설계되어 있지만, 대신 잘못 움직이면 그만큼 고장 나기도 쉽다. 무작정 무거운 것만 들어 올리고 숨차게 뛴다고 해서 몸이 만들어지지는 않으며, 오히려 다칠 위험이 많은 이유이다.

훌륭한 트레이너는 그래서 필요하다. '멋진 몸'이란 단지 장기간 튼튼히 다진 '건강'의 부산물이라는 사실을 강조하는 트레이너는 많지 않다. 나름 적지 않은 시간에 걸쳐 직접 트레이닝을 받으며 느낀 바, 조성준 코치는 그런 면에서만큼은 감히 '최고의 트레이너'라 칭할 만하다고 느꼈다. 또한 필자가 본 중 가장 명확한 몸을 지닌 최상의 모델이자 표본이기도 했다.

그의 몸은 근육과 근육을 구분하는 시각적 경계(definition)는 물론이고, 신기할 정도로 잘 드러나는 소위 '잔근육'과 힘줄, 핏줄 등의 세부 구조, 한국인 평균의 현실적인 비례 또한 갖추고 있기 때문이다. 이미 해답이 훤히 보이는 문제를 푸는 격이니, 복잡한 내부의 근육 묘사를 하기에 수월했음은 말할 필요도 없다.

그림을 그리는 작가라면 누구나 이상적인 모델을 원한다. 그런 면에서 조성준 코치를 만난 것은 개인적으로 로또에 버금가는 행운이라고 여겨질 정도였다. 그러나 이런 행운을 혼자 독점하기에는 아까웠다. 1컷 1컷 작업할 때마다 나와 같이 인체를 더욱 잘 이해하기 위해 고심하는 많은 작가 동료와 지망생 들의 간절한 바람이 스쳤고, 부족한 실력이나마 그들과 이 행운을 공유하고자 하는 마음으로 다듬었다.

그런 면에서 이 책은 운동 서적인 동시에 미술해부학 교본, 효과적인 드로잉 포즈집으로 활용해도 좋을 것이라 생각한다. 더불어 항상 의자에 앉아 있는 그들에게 시나브로 운동을 시작하게 되는 계기가 된다면 더 바랄 것이 없겠다.

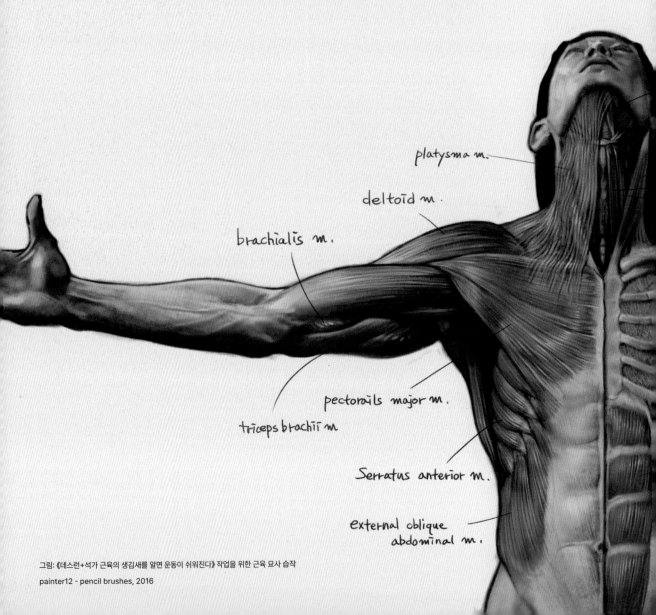

platysma m.

deltoid m.

brachialis m.

pectorails major m.

triceps brachii m

Serratus anterior m.

external oblique abdominal m.

그림: 《데스런+석가 근육의 생김새를 알면 운동이 쉬워진다》 작업을 위한 근육 묘사 습작

painter12 - pencil brushes, 2016

이 지면을 빌어 조성준 코치는 물론 까다로운 주문을 마다않고 사진을 촬영해주신 포토그래퍼 필립 님, 일러스트와 해부학 본문 전반의 자문을 맡아주신 고려대학교 해부학교실의 권순욱 박사께 심심한 경의를 표하며, 조성준 코치의 몸을 재료로 한 작업 결과물이 독자께도 커다란 자극과 영감을 선사하기를 간절히 바란다.

석가 ● 석정현

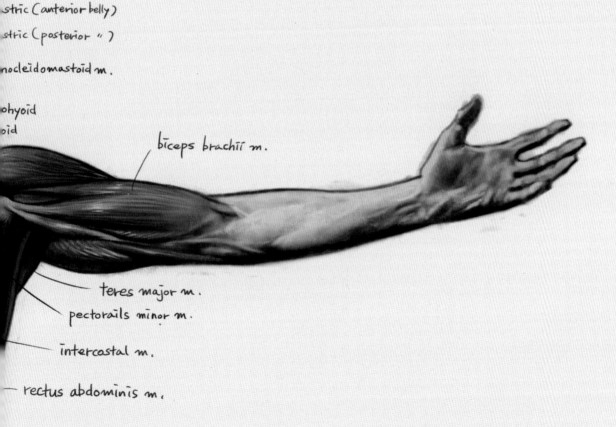

...stric (anterior belly)

...stric (posterior ")

...nocleidomastoid m.

...ohyoid
...oid

biceps brachii m.

teres major m.
pectorails minor m.

intercostal m.

rectus abdominis m.

transversus abdominis m.

2016 0429

차례 ● ●

데스런의 머리말_ **23년의 운동, 가장 중요한 것은 베이직 • 008**

석가의 머리말_ **운동과 미술, 그 접점 • 012**

1
전신의
구성과
생김새

01 **뼈대 각 부위의 명칭 • 022**

02 **근육의 모습을 알아야 하는 이유 • 026**

03 **근육 기초 상식 • 029**

04 **전신의 근육 • 035**

01 **목의 근육** • 044

02 **다리의 근육** • 052

03 **하체의 근육** • 064

  • 스쿼트

  • 런지

  • 박스(체어)런지

  • 카프레이즈

04 **팔의 근육** • 103

05 **등의 근육** • 118

  • 등에 호랑이처럼 자글자글한 근육을 가지고 싶은가?

  • 숄더패킹? 데드행?

  • 허리는 왜 아치를 그려야 하는가?

  • 잡는 힘의 중요성과 스트랩 사용에 대하여

  • 데드리프트

  • 벤트오버 로우

  • 평행봉 로우와 테이블 로우

06 **가슴, 어깨의 근육** • 157

  • 숄더프레스

  • 프론트 레터럴레이즈

  • 사이드 레터럴레이즈

  • 벤트오버 레터럴레이즈

  • 푸시업

2
근육
그리고
운동

07 **배의 근육** • 209

　• 크런치

　• 레그레이즈

　• 프론트플랭크와 사이드플랭크

　• 전신 스트레칭

3
스페셜
팁

01 **데스런이 알려주는 퍼펙트보디 만들기** • 248

02 **나를 위한 맞춤형 운동 프로그래밍** • 268

03 **운동 그리고 현실적인 음식 조절** • 274

맺음말_ 오늘도 운동하기 힘든 당신을 위한 DeSLun • 280

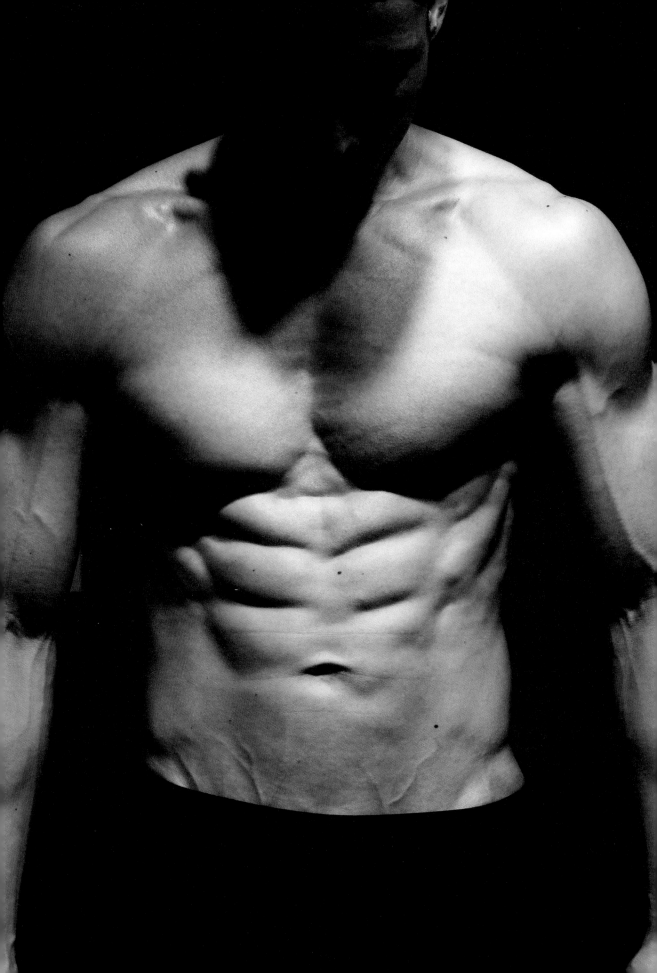

1
전신의
구성과
생김새

근육은 누구나 가지고 있다. 다만 지방층에 가려 있을 뿐이다. 운동을 할 때 어떤 근육이 주도적으로 움직이고 있는지 상상을 넘어 직접 느낄 정도가 되면 운동효과는 더욱 극대화될 것이다. 운동을 할 때는 무작정 힘쓰기만 할 것이 아니라 현재 어떤 근육이 작용하고 있는지 시각화, 이미지화할 필요가 있다는 얘기이다. 만약 그럴 수만 있다면 중점적으로 그 부위에 더 많은 부하가 걸리게 할 수 있다.

다시 말해 같은 힘과 같은 시간을 들여 운동을 하더라도, 근육의 모습을 알고 있다면 훨씬 효율적으로 운동할 수 있다는 뜻이다. 그러려면 조금 내키지 않을지라도 몸 각 부위의 근육이 어떻게 생겼는지, 어떤 식으로 작용하는지 유심히 볼 필요가 있다.

01

뼈대
각 부위의
명칭

당연한 말이겠지만 근육은 뼈대에 붙어 있다. 따라서 근육에 대해 알고자 한다면 어느 정도 뼈대의 모습과 이름에 대해 알아 둘 필요가 있다. 몸의 라인과 뼈대의 외형에 어떤 차이가 있는지 유심히 봐 두자.

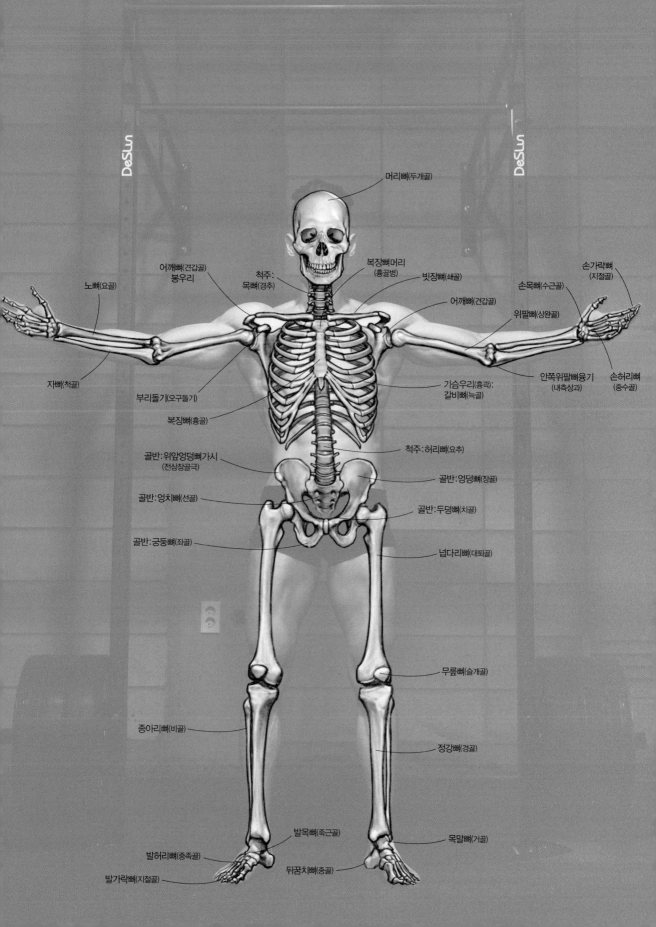

머리뼈(두개골)

어깨뼈(견갑골)
봉우리

척주:
목뼈(경추)

복장뼈머리
(흉골병)

빗장뼈(쇄골)

손가락뼈
(지절골)

노뼈(요골)

어깨뼈(견갑골)

손목뼈(수근골)

위팔뼈(상완골)

자뼈(척골)

안쪽위팔뼈융기
(내측상과)

손허리뼈
(중수골)

부리돌기(오구돌기)

가슴우리(흉곽):
갈비뼈(늑골)

복장뼈(흉골)

골반:위앞엉덩뼈가시
(전상장골극)

척주:허리뼈(요추)

골반:엉덩뼈(장골)

골반:엉치뼈(선골)

골반:두덩뼈(치골)

골반:궁둥뼈(좌골)

넙다리뼈(대퇴골)

무릎뼈(슬개골)

종아리뼈(비골)

정강뼈(경골)

발목뼈(족근골)

목말뼈(거골)

발허리뼈(중족골)

발가락뼈(지절골)

뒤꿈치뼈(종골)

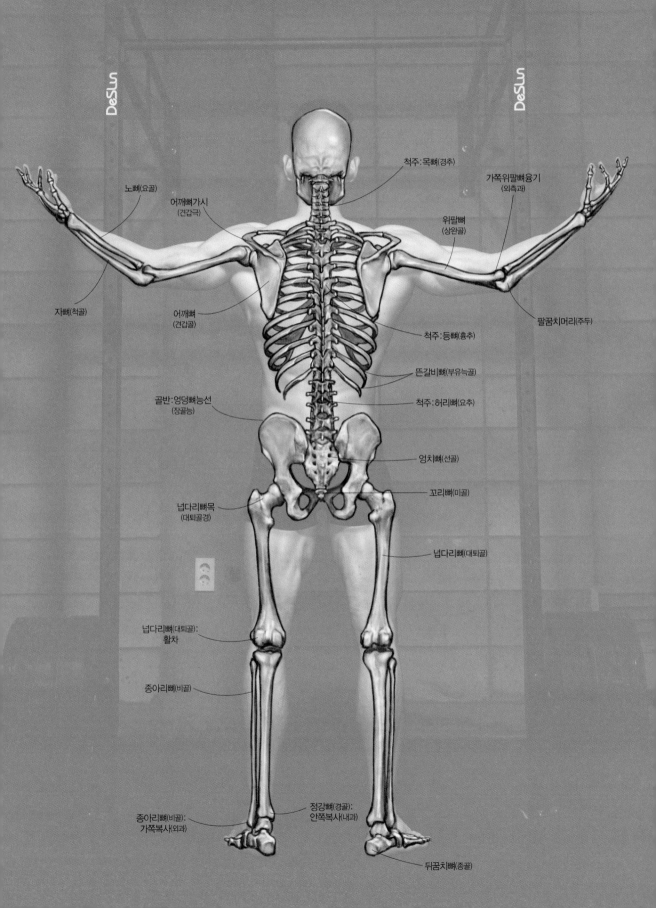

노뼈(요골)

어깨뼈가시
(견갑극)

자뼈(척골)

어깨뼈
(견갑골)

골반:엉덩뼈능선
(장골능)

넙다리뼈목
(대퇴골경)

넙다리뼈(대퇴골):
활차

종아리뼈(비골)

종아리뼈(비골):
가쪽복사(외과)

척주:목뼈(경추)

가쪽위팔뼈융기
(외측과)

위팔뼈
(상완골)

팔꿈치머리(주두)

척주:등뼈(흉추)

뜬갈비뼈(부유늑골)

척주:허리뼈(요추)

엉치뼈(선골)

꼬리뼈(미골)

넙다리뼈(대퇴골)

정강뼈(경골):
안쪽복사(내과)

뒤꿈치뼈(종골)

Tip

운동은 몸으로 배우고 본능으로 기억한다

걷는 방법을 알고 있는가?

달리는 방법을 알고 있는가?

설명을 해보라면 할 수 있는가?

물론 설명은 가능하나 한참을 생각해야 가능해질 것이다. 만약 아직 제대로 달리지 못하는 어린 꼬마 아이에게 걷는 법을 설명해주고 달리라고 한다면?

설명을 들어도 아이는 달리지 못한다. 수없이 일어서려고 노력하고 넘어지고를 반복하며 일어서는 법, 걷는 법, 뛰는 법을 본능으로 배워가는 것이다. 걷는 것과 운동은 같은 맥락이다. 부모가 아이의 겨드랑이에 손을 넣고 들어서 아이의 다리가 중심을 잡을 수 있도록 도와주듯이, 나는 이 책을 통해 각 부위 근육의 기본적인 생김새와 쓰임을 설명해줄 것이다.

나이보다 빨리 걷는 아이가 있고 늦게 걷는 아이가 있다. 당신이 누구와 경쟁해야 할 운동선수는 아니기에 빠르고 느리고는 중요치 않다. 그저 본인만의 기준을 명확히 정하고, 될 때까지 천천히 해보자. 천재는 될 때까지 하는 사람이다.

02

근육의 모습을

알아야 하는

이유

'근육'이라 하면 보통 텔레비전에서 자주 보는 식스팩을 자랑하는 남자 아이돌이나 보디빌더의 굵은 팔뚝 등을 떠올리게 마련이다. 하지만 정작 자신의 몸에도 '그것'이 존재한다는 사실을 실감하기는 쉽지 않다. 왜냐하면 살아가면서 자신의 몸 안쪽을 자세히 볼 일이 없기 때문이다. 만에 하나 기회가 허락된다 하더라도 의사나 조각가가 아닌 이상에야 자발적으로 그런 엽기적인 모습을 관찰하고 싶어 하는 이도 없을 것이다. 더군다나 그것을 안다고 해서 딱히 인간관계에 도움이 되는 것도 아니니까 말이다.

하지만 적어도 몸을 만들고자 하는 이라면 자신의 몸 안쪽 근육의 구조를 대략적으로나마 아는 것이 좋다. 그리고 실제로도 굉장히 큰 도움이 된다.

예를 하나 들어보자. 우리가 남에게 좋은 첫인상을 주기 위해 가장 신경을 많이 쓰는 부위는 다름 아닌 '얼굴'일 것이다. 그래서 미소 짓는 연습을 해본 경험이나, 상대방과 대화할 때 자신의 표정이 어떤지 신경 써본 경험도 있으리라 생각한다. 이것이 가능한 이유는 자신의 얼굴이 어떻게 생겼는지 알기 때문이다.

평소에 실감하긴 어렵지만 얼굴도 결국은 '근육'으로 이루어져 있다. 웃을 때와 찡그릴 때 주로 사용하는 근육이 다르며, 많이 사용하면 사용할수록 해당 표정을 만드는 근육이 발달해 결국 그 인상에 가까워진다. 그래서 거울을 보며 의식적으로 특정한 표정을 만드는 연습을 하는 것이다(헬스장 벽면에 거울이 붙어 있는 이유와도 같다). 이때 표정 만드는 부위를 스스로 인식할 수 있다면 그 부분에 의

식을 집중해 통제하기도 쉬워진다. 이 과정이 익숙해지면 거울을 보지 않아도 특정 근육을 수축시켜 원하는 표정을 만들 수 있다. 그러나 피부 표면의 움직임 만으로 근육의 작용을 실감하기에는 한계가 있기 마련이다.

다시 말하지만 운동을 할 때는 무작정 힘만 쓸 것이 아니라, 현재 어떤 근육이 작용하고 있는지 시각화, 이미지화할 필요가 있다. 만약 그럴 수 있다면 중점적 으로 그 부위에 더 많은 부하가 걸리게 할 수 있다. 같은 힘, 같은 시간을 들여 운동을 해도 근육의 모습을 알고 있다면 훨씬 효율적으로 운동할 수가 있다. 그 렇기 때문에 내 몸 각 부위의 근육의 생김새와 작용을 제대로 봐줄 필요성이 있 는 것이다. 운동할 때 어떤 근육이 주도적으로 움직이고 있는지 직접 느낄 정도 가 되면 운동효과는 더욱 극대화될 것이다.

누차 강조하지만 근육은 누구나 가지고 있다. 그리고 근육의 생김새를 알면 정 말로 운동이 쉬워진다.

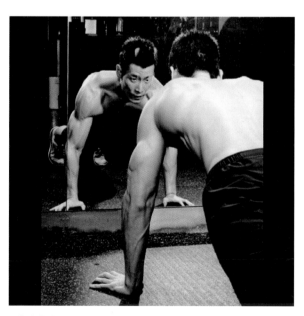

근육이 움직이는 모습을 눈으로 보면서 운동하는 것은 확실히 큰 효과가 있다.

호흡의 원칙

필자가 운동을 배울 때만 해도 '힘을 줄 때 뱉고, 뺄 때 마셔라' '바닥에서 멀어질 때 뱉고, 가까워질 때 마셔라'라가 정설이었다.

그러나 지금은 수업을 하면서 '미는 운동을 할 때는 밀 때 뱉고, 당기는 운동을 할 때는 당길 때 뱉으라'고 가르친다. 하지만 100이면 100, 힘들 때면 호흡이 꼬여버린다. 그래서 난 이렇게 말하고 싶다.

"원칙은 없다."

웬만하면 밀 때와 당길 때 뱉는 것을 원칙으로 하자. 그렇지만 스트레스받을 만큼 집착하지는 말자. 익숙해지면 '내가 호흡을 어떻게 하더라?' 하고 일부러 생각을 해봐야만 자신의 호흡법이 떠오를 정도로 아무렇지도 않아질 것이다.

03

근육 기초

상식

근육에 대해 알아둬야 할 몇 가지 기초 상식이 있다.

첫 번째,
근육은 '뼈와 뼈 사이'에 위치한다

근육은 뼈를 움직이게 하기 위한 동력 구조물이다. 사람의 외형을 지탱하는 것은 뼈대이지만, 뼈대를 움직이는 것은 근육이다. 따라서 근육은 뼈와 뼈 사이에 위치하는 것이 일반적이다.

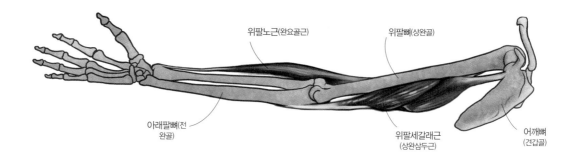

위팔노근(완요골근)　위팔뼈(상완골)

아래팔뼈(전완골)　위팔세갈래근(상완삼두근)　어깨뼈(견갑골)

팔뼈의 근육 예시. 근육이 시작되고 끝나는 지점이 어디인지 유심히 관찰해보자.

두 번째,
근육과 뼈 사이에는 거의 대부분
힘줄이 존재한다

그러나 근육이 뼈에 직접 붙어서는 곤란하다. 근섬유 자체는 유동적이므로, 보다 질기고 단단한 '힘줄'로 뼈와 연결되어야만 견고함이나 힘을 전달하는 측면에서 더욱 바람직하기 때문이다.

근육과 뼈 사이에는 거의 대부분 힘줄이 존재하며, 근육은 '힘살(근)'과 '힘줄(건)'로 구분된다. 힘살은 파손되어도 복구가 가능하지만 힘줄은 복구되지 않는다.

힘줄은 힘살의 모양에 따라 여러 가지 형태가 존재하는데, 일러스트와 같이 '끈' 형태의 힘줄이 가장 일반적이다. 배 근육과 같이 넓은 힘살의 힘줄은 '넓힘줄(건막)'이라고 부른다(2장 '배의 근육' 참조).

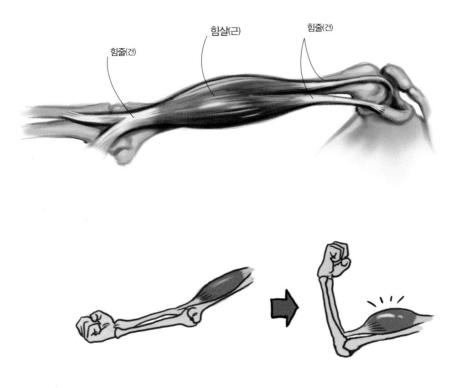

힘줄(건)   힘살(근)   힘줄(건)

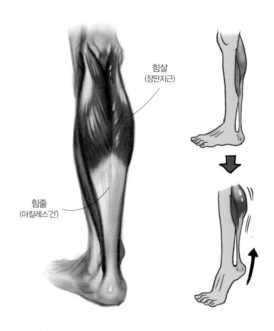

힘살
(장딴지근)

힘줄
(아킬레스'건)

세 번째,
근육은 '팽창'하지 않고
'수축'한다

뼈대가 근육으로 인해 휘어지거나 펴지려면, 힘살이 늘어나든 줄어들든 둘 중
하나의 작용이 있어야 한다. 하지만 늘어나는 것보다는 줄어드는(움츠러드는) 것
이 훨씬 효율적이기 때문에, 근육은 '팽창'하지 않고 '수축'한다(팽창하는 근육이
아예 없는 것은 아니다). 그러므로 뼈의 관절을 중심으로 어느 쪽에 부착되어 있는
가에 따라 근육은 각기 다른 작용을 하며, 이 작용에 따라 역할별로 '굽힘근'과
'폄근'으로 분류한다.
'굽힘근'이 수축하면 상대되는 방향의 근육인 '폄근'은 이완한다. 이때 굽힘근

의 과도하고 급격한 수축을 방지하기 위해, 폄근 또한 완전히 힘을 빼지 않고
적당히 수축을 한다. 예컨대 '위팔두갈래근' 운동을 하면 반대편에서도 '위팔세
갈래근' 운동이 함께 되는 원리이다. 이에 따라 주로 수축하는 근육을 '주작용
근(주동근)', 반대쪽의 근육을 '대항근'이라고 한다.

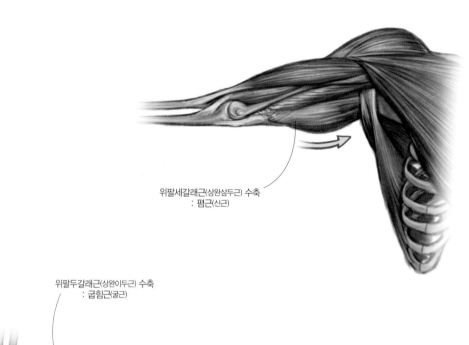

위팔세갈래근(상완삼두근) 수축
: 폄근(신근)

위팔두갈래근(상완이두근) 수축
: 굽힘근(굴근)

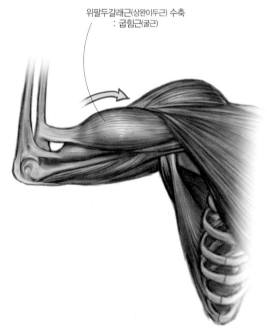

네 번째,
근육은 수축하면
한쪽 방향으로 뼈대를 움직인다

이 기준이 되는 것은 근육이 시작하는 점(이는점, 기시부)과 끝나는 지점(닿는점, 종지부)이다. 보통은 '닿는점'이 '이는점' 방향으로 움직이는 경향이 있다. 따라서 아무리 복잡하게 얽혀 있는 부위의 근육이라도, 이 지점만 잘 알면 어렵지 않게 해당 작용을 파악할 수 있다.

참고로 '이는점'은 고정되어 있는 경우가 많으며, 움직이는 부분은 '닿는점'인 경우가 많다. 아래 그림의 목빗근 등 몇몇 부분을 제외하고 대부분 아래(닿는점) → 위(이는점), 가쪽(닿는점) → 안쪽(이는점)으로 움직이는 경우가 많다는 사실을 알아두자.

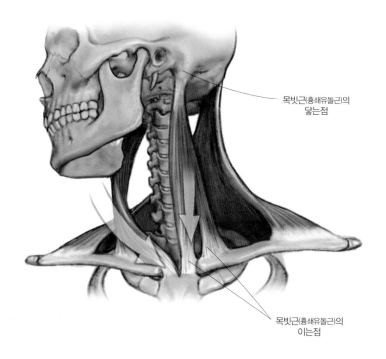

목빗근(흉쇄유돌근)의
닿는점

목빗근(흉쇄유돌근)의
이는점

Tip

선명한 근육을 만드는 법

근육과 피부 겉껍데기 사이에 지방이 있다. 그 지방의 두께에 따라 근육의 선명도가 결정이 된다.

1년간 칼같이 음식 조절을 해서 복부와 뒷구리 지방을 모두 걷어낸 상태라고 예를 들어보자.

운동을 안 하고 음식 조절만 한 이라면? 난민처럼 젓가락 같은 몸이 되어 있을 것이다.

그에 반해 근육운동을 하면서 근육형성에 필요한 좋은 음식만 먹은 이라면? 근육층이 각을 잡아

주고 볼륨을 만들어줄 것이다. 그리고 지방이 낄 만한, 이른바 먹으면 안 되는 음식을 먹지 않았기

때문에 오히려 몸에 있던 지방도 태워버린 상태이다. 이것이 바로 몸짱이 되는 운동법이다.

하지만 운동만 열심히 하고 음식 조절을 못 했다면? 덩치가 커지고, 뱃살이 많아지고, 복근이 보

이지 않게 되더라도 쿨하게 받아들여라. 그게 바로 근육돼지이다. 옷 입을 때 덩치 있어 보이고자

하는 게 목적이라면 후자를 선택해도 된다. 선택은 본인 몫이다.

04

전신의
근육

본 순서를 포함한 이후의 모든 근육 예시는 마치 보디페인팅을 하듯, 조성준 코치의 몸을 촬영한 사진 위에 해부학적 근거와 자문을 바탕으로 하여 각 근육의 세부적인 모습을 사실적으로 묘사한 그림들이다. 기본적으로는 조성준 코치의 몸에 드러난 보디라인과 근육의 굴곡을 그대로 재현했으나, 명시성을 높이기 위해 실제의 근육에 비해 약간의 과장이나 단순화된 표현이 있을 수 있다.

한글과 한자 용어가 병기된 해부학 명칭이 다소 복잡하게 느껴질 수 있으리라 생각된다. 그러나 최근 해부학의 한글화가 일반적이라고는 해도 아직까지는 현장에서 한자 용어를 사용하는 경우가 많으므로, 부득이하게 혼란을 피하기 위하려는 목적으로 혼용 표기를 하였다.

이 지면을 빌어 근육의 모습과 해부학 용어의 자문을 맡아주신 고려대학교 해부학교실 권순욱 교수에게 큰 감사를 드린다.

기본 포즈와 응용 포즈의 전신 근육을 묘사한 일러스트이다. 뒤에서 천천히 부위별로 알아볼 터이므로, 이곳에서는 대략적인 명칭과 모습만 전체적으로 눈에 담아두자.

노쪽손목굽힘근
(요측수근굴근)

위팔노근
(완요골근)

어깨세모근
(삼각근)

등세모근
(승모근)

목빗근(흉쇄유돌근)

큰가슴근(대흉근)

위팔두갈래근
(상완이두근)

원엎침근(원회내근)

긴손바닥근
(장장근)

자쪽손목굽힘근
(척측수근굴근)

부리위팔근
(오구완근)

큰원근
(대원근)

위팔근(상완근)

넓은등근(광배근)

위팔세갈래근
(상완삼두근)

앞톱니근(전거근)

배곧은근(복직근)

배바깥빗근(외복사근)

중간볼기근(중둔근)

넙다리근막긴장근
(대퇴근막장근)

넙다리곧은근(대퇴직근)

두덩근(치골근)

긴모음근(장내전근)

엉덩정강근막띠
(장경인대)

두덩정강근(박근)

안쪽넓은근(내측광근)

가쪽넓은근(외측광근)

넙다리빗근(봉공근)

장딴지근(비복근)

앞정강근(전경골근)

가자미근

긴발가락폄근(장지신근)

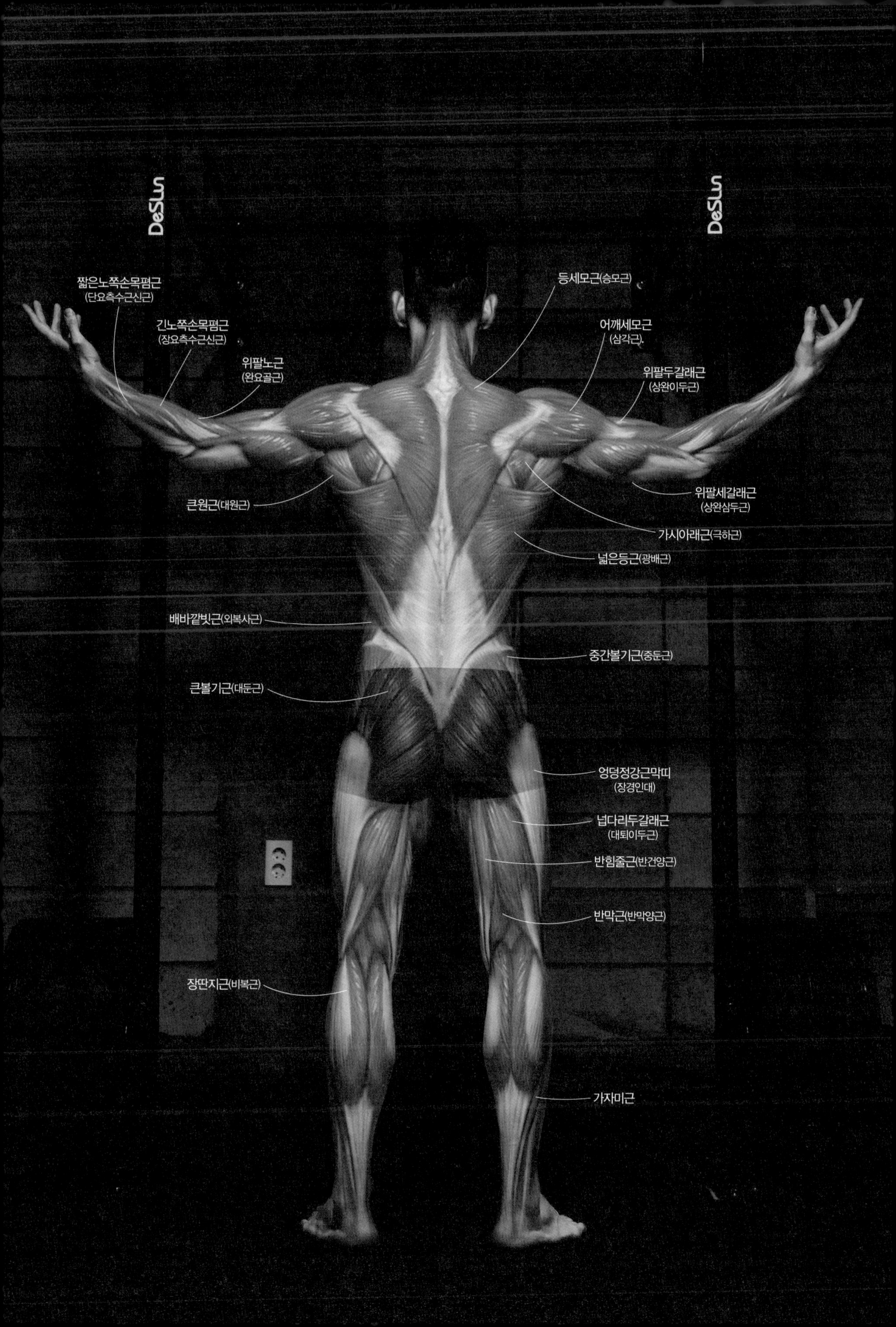

짧은노쪽손목폄근
(단요측수근신근)

긴노쪽손목폄근
(장요측수근신근)

위팔노근
(완요골근)

큰원근(대원근)

배바깥빗근(외복사근)

큰볼기근(대둔근)

장딴지근(비복근)

등세모근(승모근)

어깨세모근
(삼각근)

위팔두갈래근
(상완이두근)

위팔세갈래근
(상완삼두근)

가시아래근(극하근)

넓은등근(광배근)

중간볼기근(중둔근)

엉덩정강근막띠
(장경인대)

넙다리두갈래근
(대퇴이두근)

반힘줄근(반건양근)

반막근(반막양근)

가자미근

DeSun

DeSun

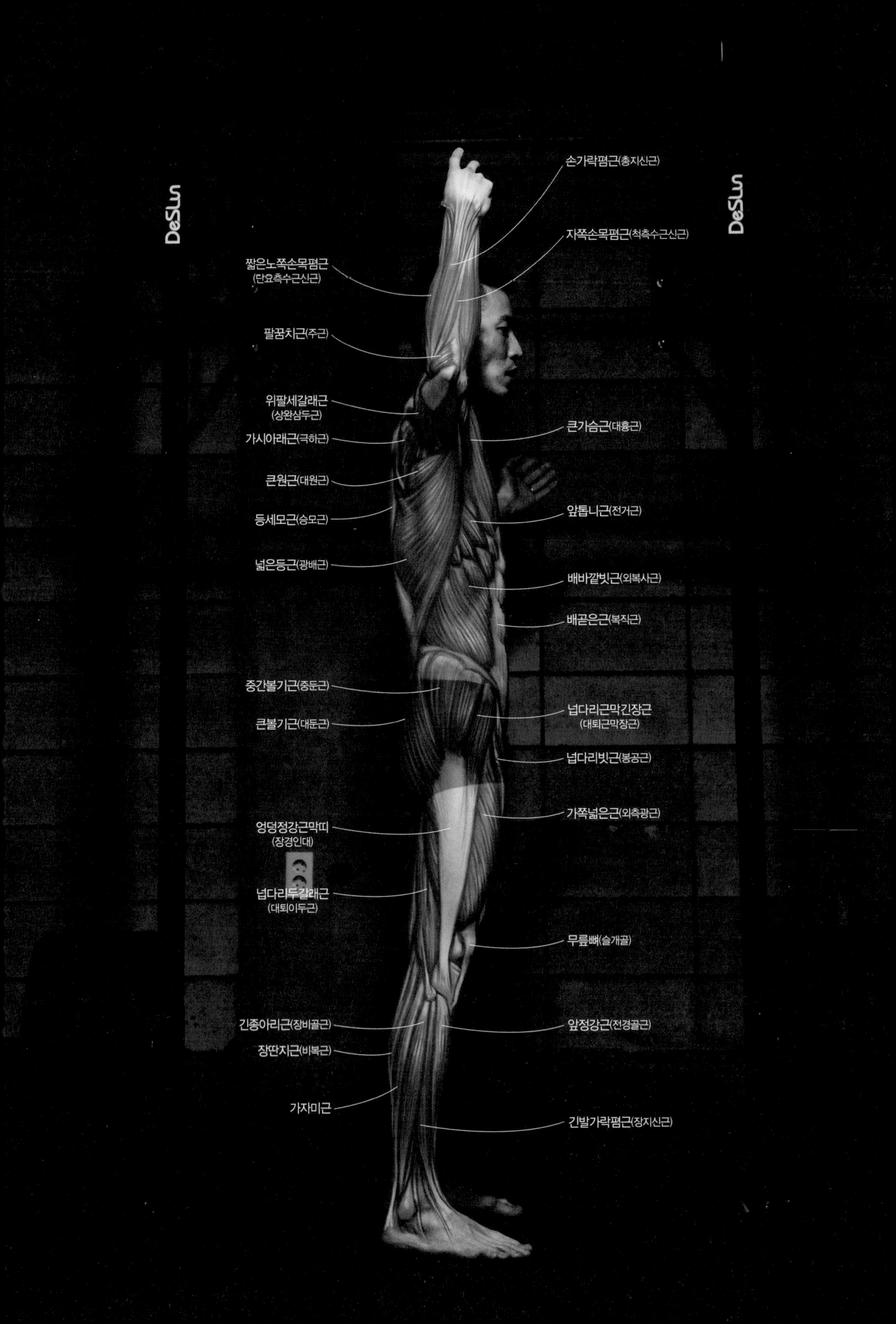

손가락폄근(총지신근)

자쪽손목폄근(척측수근신근)

짧은노쪽손목폄근
(단요측수근신근)

팔꿈치근(주근)

위팔세갈래근
(상완삼두근)

가시아래근(극하근)

큰원근(대원근)

등세모근(승모근)

넓은등근(광배근)

큰가슴근(대흉근)

앞톱니근(전거근)

배바깥빗근(외복사근)

배곧은근(복직근)

중간볼기근(중둔근)

큰볼기근(대둔근)

넙다리근막긴장근
(대퇴근막장근)

넙다리빗근(봉공근)

가쪽넓은근(외측광근)

엉덩정강근막띠
(장경인대)

넙다리두갈래근
(대퇴이두근)

무릎뼈(슬개골)

긴종아리근(장비골근)

장딴지근(비복근)

앞정강근(전경골근)

가자미근

긴발가락폄근(장지신근)

DeSLun

DeSLun

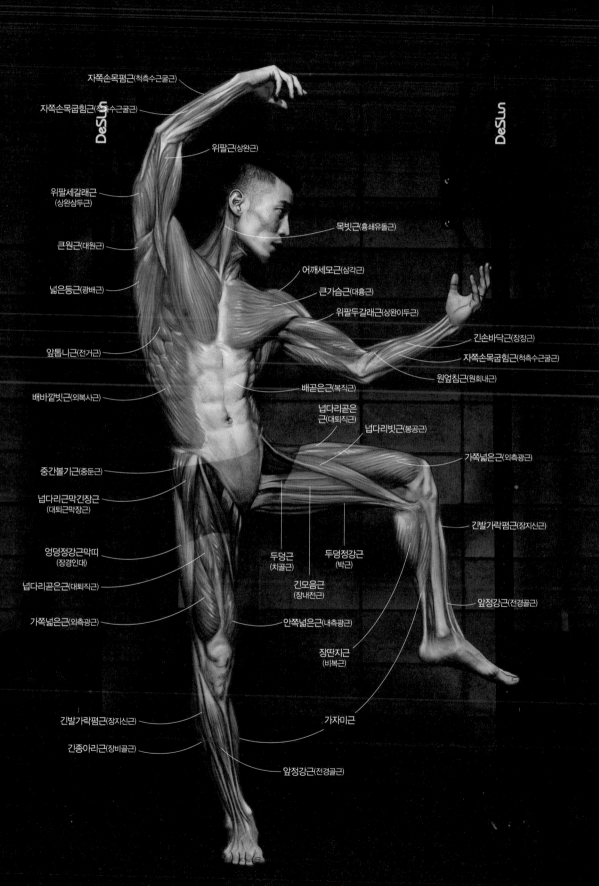

자쪽손목폄근(척측수근굴근)

자쪽손목굽힘근(척측수근굴근)

위팔근(상완근)

위팔세갈래근
(상완삼두근)

큰원근(대원근)

넓은등근(광배근)

앞톱니근(전거근)

배바깥빗근(외복사근)

중간볼기근(중둔근)

넙다리근막긴장근
(대퇴근막장근)

엉덩정강근막띠
(장경인대)

넙다리곧은근(대퇴직근)

가쪽넓은근(외측광근)

긴발가락폄근(장지신근)

긴종아리근(장비골근)

목빗근(흉쇄유돌근)

어깨세모근(삼각근)

큰가슴근(대흉근)

위팔두갈래근(상완이두근)

긴손바닥근(장장근)

자쪽손목굽힘근(척측수근굴근)

원엎침근(원회내근)

배곧은근(복직근)

넙다리곧은근(대퇴직근)

넙다리빗근(봉공근)

가쪽넓은근(외측광근)

긴발가락폄근(장지신근)

앞정강근(전경골근)

두덩근
(치골근)

두덩정강근
(박근)

긴모음근
(장내전근)

안쪽넓은근(내측광근)

장딴지근
(비복근)

가자미근

앞정강근(전경골근)

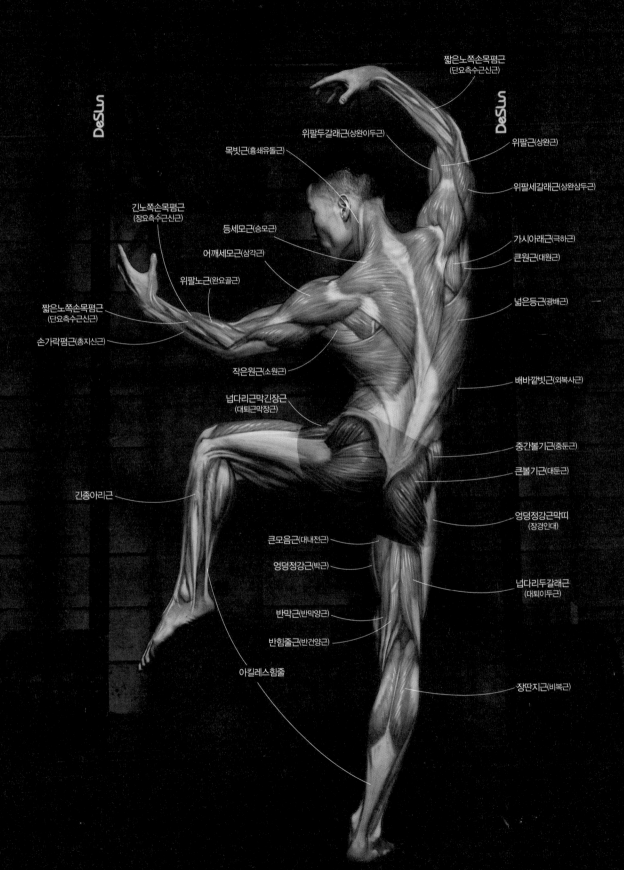

짧은노쪽손목폄근
(단요측수근신근)

위팔두갈래근(상완이두근)

위팔근(상완근)

목빗근(흉쇄유돌근)

위팔세갈래근(상완삼두근)

긴노쪽손목폄근
(장요측수근신근)

등세모근(승모근)

가시아래근(극하근)

큰원근(대원근)

어깨세모근(삼각근)

위팔노근(완요골근)

넓은등근(광배근)

짧은노쪽손목폄근
(단요측수근신근)

손가락폄근(총지신근)

배바깥빗근(외복사근)

작은원근(소원근)

넙다리근막긴장근
(대퇴근막장근)

중간볼기근(중둔근)

큰볼기근(대둔근)

긴종아리근

엉덩정강근막띠
(장경인대)

큰모음근(대내전근)

엉덩정강근(박근)

넙다리두갈래근
(대퇴이두근)

반막근(반막양근)

반힘줄근(반건양근)

아킬레스힘줄

장딴지근(비복근)

Tip

허리가 휘고 근육 양쪽이 불균형한 경우

딱 잘라 말하기 예민한 부분이다.

일반적으로 치료나 교정 쪽에서는 교정할 수 있다고 말한다. 하지만 교정이나 치료는 거의 대부분이 도수이기 때문에, 꽤나 비싼 비용을 지속적으로 지출해야 한다.

그래서 지금껏 나의 경험을 바탕으로 결론을 내보자면 이렇게 말할 수 있겠다.

"못 움직일 정도로 아프지 않은 이상, 그냥 운동을 해라."

필자의 인스타그램이나 페이스북을 본 이라면 알 것이다. 나의 심한 불균형을. 그렇지만 적어도 5년 이상 난 허리나 어깨가 심하게 아픈 적이 없었다. 가만히 서 있기만 해도 눈에 보이는 불균형인데, 어떻게 안 아플 수가 있을까?

자주 하는 근육운동으로 근육층이 관절을 강하게 압박해주고 있어서이다. '근육깁스'를 하고 살아가기 때문이라고 할 수 있다. 난 아마 2달만 운동을 안 하면 온 삭신이 다 쑤실 것이다. 장담한다.

통계에 따르면 100명 중 99명은 불균형이지만, 이를 모르고 살아가는 것뿐이라고 한다.

그렇다면 당신의 불균형은 갑자기 그렇게 된 것일까? 아니다. 몸에 관심을 가지고 움직이며 관찰하다 보니 지금에서야 발견하게 된 것뿐이다. 아프지 않다면 아무런 문제가 없다. 열심히 운동이나 해라.

한쪽만 힘이 세다고? 양손잡이나 양발잡이가 아닌 이상, 아니 양손잡이라 해도 운동을 처음 시작하는 이는 당연히 양쪽 힘이 다를 수밖에 없다. 푸시업을 예로 들어보겠다. 한계에 다다르면 한쪽은 안 밀리는데 다른 한쪽이 밀고 올라오는 바람에, 다른 쪽이 따라오는 것을 볼 수가 있다. 괜찮다. 그냥 밀다 보면 맞춰진다. 한쪽은 기다리고 한쪽은 따라가려고 발악을 할 것이니까.

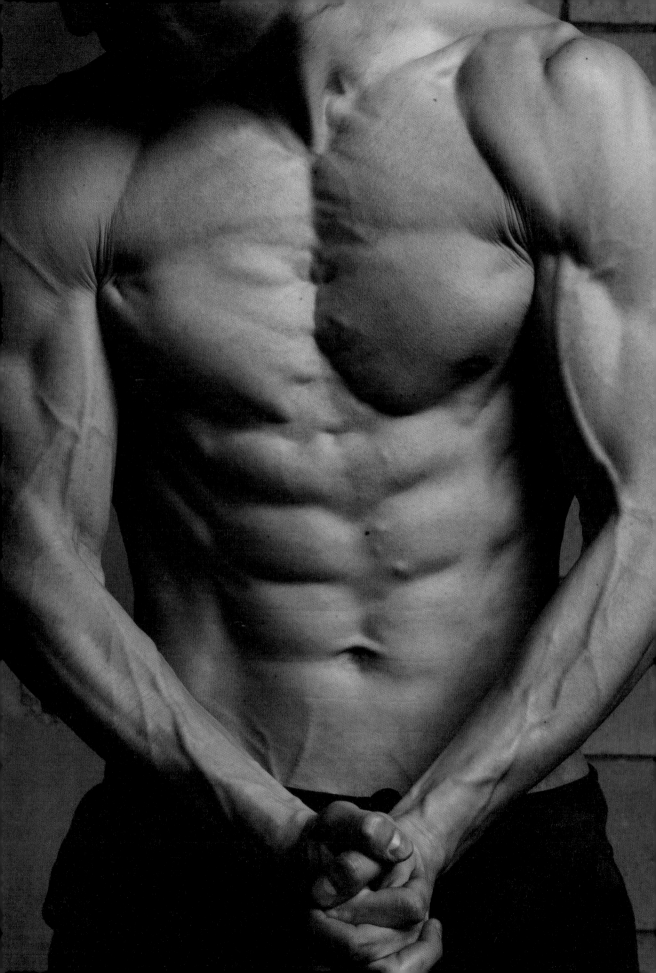

2 근육 그리고 운동

《닥치고 데스런 BASIC》의 8가지 동작 중에서 하체에서 엉덩이, 허리, 등까지를 담당해주는 4가지 운동법이다. 웨이트트레이닝이 아닌 맨몸운동 방식에 맞추었기 때문에 자세가 조금 변형되었으므로, 그 부위의 사진과 근육 일러스트를 참고하면서 운동을 해보자.

먼저 다리 앞, 옆과 뒤, 안쪽 엉덩이근육의 위치를 쭉 둘러보자. 어떤 식으로 생겼고 뼈에 어떤 방향으로 붙어 있는지를 이해하며 넘어가고, 운동을 하며 다시 찾아보며 느끼려고 노력해보자. 다들 가지고 싶어 하는 탄탄한 엉덩이는 내부에 어떤 모양으로 위치하고 있으며, 다리를 펼 때 쓰는 근육과 늘어날 때 어떻게 늘어나는지 등을 보자. 그리고 운동을 하며 그때그때 궁금증이 생길 때마다 다시 펼쳐보자.

01

목의 근육

목의 근육 부분은 별 관심 없을 독자들도 많을 것이다. 그러나 목의 근육은 우리 몸에서 꽤나 큰 비중을 차지하고 있는 머리를 받치고 있는 만큼, 그 쓰임새 정도라도 알아두고 지나가는 것이 좋다.

또한 운동을 할 때 왜 몸에 힘이 들어가는지, 왜 승모근에 힘이 들어갈 수밖에 없는지, 그리고 왜 목에 힘이 안 들어가는 방법은 없는지를 확인할 수 있을 것이다.

목의 근육을 한번 보자. 운동을 해본 사람들도 목의 근육은 크게 신경 써본 적 없을 것이다. 단지 운동을 잘못한 건지 목이 뻐근하다거나, 운동을 하는 데 자꾸만 목에 힘이 들어간다거나 등의 생각만 해보았을 것이다.

다음의 일러스트와 사진을 보면 왜 크런치 등의 머리를 들고 버티는 자세를 취할 때 목에 힘이 들어갈 수밖에 없는지 바로 이해될 것이다.

운동초보들이 처음 운동을 접할 때 곧잘 하는 말이 있다. '나는 다른 부위 운동을 했는데, 왜 목이 아프냐'이다. 개인차야 있겠지만, 머리의 무게는 성인을 기준으로 3~5킬로그램이라고 한다.

4킬로그램짜리 물건을 손에 들고 앞으로 올려서 버텨보자. 같은 이치이다. 버티기 위해 쓰는 모든 근육에 힘이 들어가는 것은 당연하다. 그리고 머리를 들고 버티는 모든 동작마다 목 주변근에 힘이 들어가는 느낌도 당연하다. 단, 당신에게 생소한 느낌일 뿐이다.

목의 근육 또한 쓰다 보면 점점 발달한다. 심지어 목을 튼튼하게 만들어 목 통증에서 해방될 수도 있다. 목의 근육은 머리를 원하는 방향으로 돌리거나 끌어내리고 들어 올리는 운동 외에도 머리가 흔들리지 않도록 고정해주는 역할을 한다.

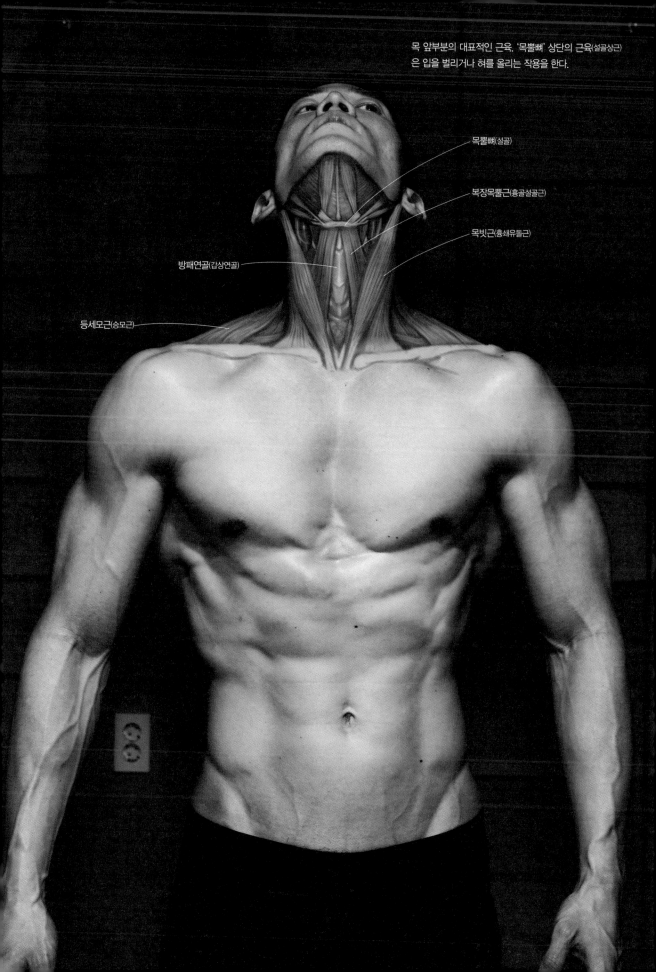

목 앞부분의 대표적인 근육. '목뿔뼈' 상단의 근육(설골상근)
은 입을 벌리거나 혀를 올리는 작용을 한다.

목뿔뼈(설골)

복장목뿔근(흉골설골근)

목빗근(흉쇄유돌근)

방패연골(갑상연골)

등세모근(승모근)

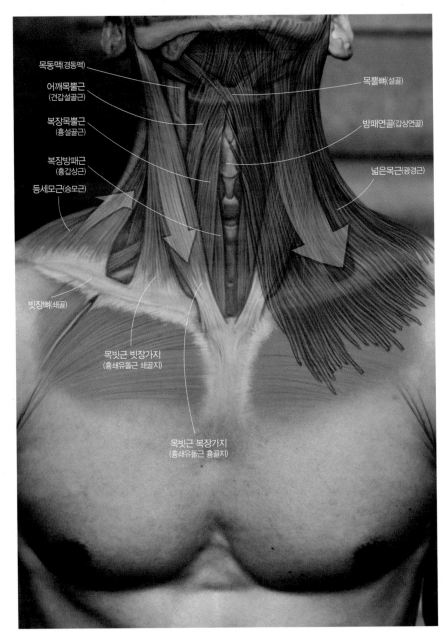

목동맥(경동맥)

어깨목뿔근
(견갑설골근)

복장목뿔근
(흉설골근)

복장방패근
(흉갑상근)

등세모근(승모근)

빗장뼈(쇄골)

목빗근 빗장가지
(흉쇄유돌근 쇄골지)

목뿔뼈(설골)

방패연골(갑상연골)

넓은목근(광경근)

목빗근 복장가지
(흉쇄유돌근 흉골지)

목 앞부분을 확대한 모습. 목빗근과 등세모근은 수축했을 때 작용방향이 반대임에 주의하자(목빗근–아래쪽, 등세모근–
위쪽). 목 중앙의 '방패연골(갑상연골)'은 흔히 '아담의 사과'라고 부르는 부분이다. 이곳 뒤에 숨길(기도)과 성대가 위치
한다. 보통 여자에 비해 남자의 숨길과 성대가 더 크기 때문에 남자가 더 많이 돌출되는 경향이 있다.

목을 대각선으로 가로지르는 '목빗근(흉쇄유돌근)'을 기준으로 앞목과 뒷목을 구분한다. 기준이 되는 '목빗근(흉쇄유돌근)'은 가슴 중앙 상단의 '복장뼈머리(흉골병)'에서 시작되어 귀 뒤에 돌출된 '꼭지돌기(유두돌기)'로 거슬러 올라붙어서, 머리를 한쪽으로 끌어 내리거나 회전시키는 작용을 한다.

'어깨목뿔근(견갑설골근)'이나 '복장목뿔근(흉골설골근)' 등 목의 앞부분은 '목뿔뼈(설골)'와 연관되어 호흡하거나 음식물을 씹을 때 작용하는 근육이다. 뒷목은 '등세모근(승모근)'이 대부분을 차지한다. 이 부위는 팔의 움직임을 전적으로 관장하는 '팔이음뼈(어깨뼈, 빗장뼈)'와 연결되어 있어서, '목'인 동시에 '어깨'이기도 하다.

'넓은목근(광경근)'은 목을 넓게 감싸고 가슴을 향해 퍼져 있지만, 엄밀히 말하자면 목의 근육이 아니라 아랫입술을 끌어 내리는 작용을 하는 '얼굴의 근육'에 속한다. 그러나 무거운 것을 들 때 턱을 치켜들면 명확히 드러나는 경우가 많아 목의 '힘줄'이라고 오해받기도 한다. 노인의 목 부분에서 쉽게 관찰할 수 있다.

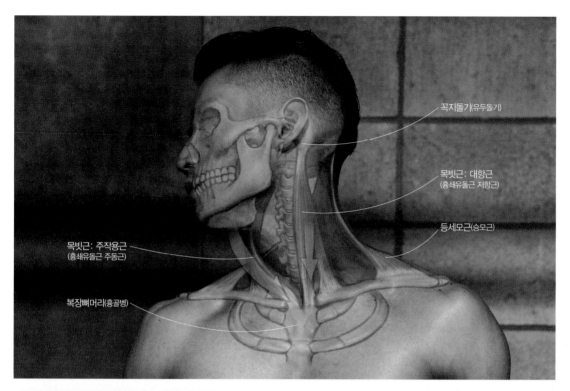

꼭지돌기(유두돌기)

목빗근: 대항근
(흉쇄유돌근 저항근)

등세모근(승모근)

목빗근: 주작용근
(흉쇄유돌근 주동근)

복장뼈머리(흉골병)

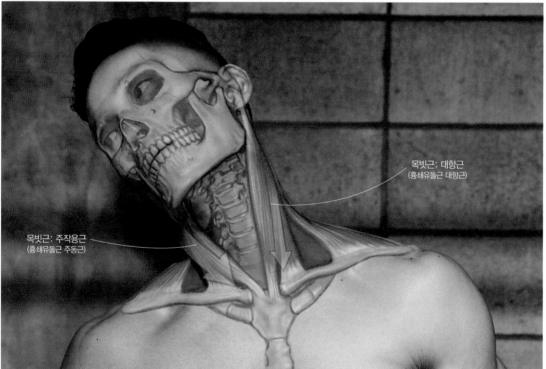

목빗근: 대항근
(흉쇄유돌근 대항근)

목빗근: 주작용근
(흉쇄유돌근 주동근)

'목빗근(흉쇄유돌근)'은 복장뼈 머리에서 시작해 귀 뒤쪽에서 손으로 만져지는 '꼭지돌기(유두돌기)'로 이어져 있기 때문에, 양쪽이 함께 수축하면 목을 아래 방향으로 끌어 내리는 작용을 한다. 따라서 한쪽이 주로 수축하면(주작용근) 그 방향으로 고개를 돌리거나(위 일러스트) 고개를 끌어 내리는(아래 일러스트) 작용을 하고, 남은 한쪽의 근육은 과도한 운동을 막는 '대항근육' 역할을 한다.

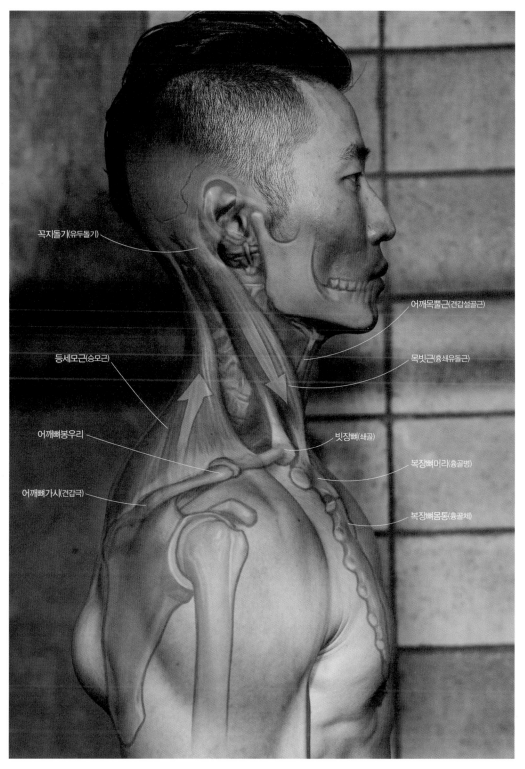

꼭지돌기(유두돌기)

어깨목뿔근(견갑설골근)

등세모근(승모근)

목빗근(흉쇄유돌근)

어깨뼈봉우리

빗장뼈(쇄골)

복장뼈머리(흉골병)

어깨뼈가시(견갑극)

복장뼈몸통(흉골체)

목의 얕은층 근육을 측면에서 관찰한 모습. '목빗근'은 머리를 아래 방향으로 끌어 내리는 반면, 등세모근(승모근)은 팔을 들어 올리는 작용을 한다.

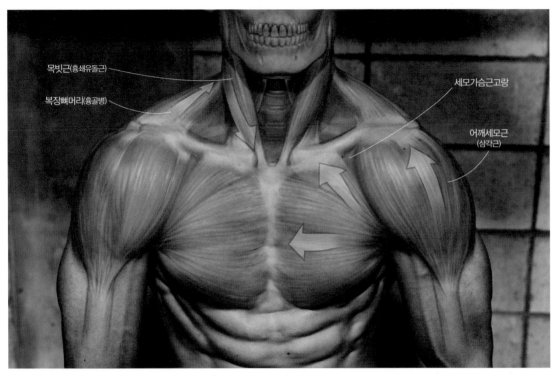

목빗근(흉쇄유돌근)

복장뼈머리(흉골병)

세모가슴근고랑

어깨세모근
(삼각근)

빗장뼈(쇄골) 아래의 가슴근육과 어깨근육과 각 근육의 작용방향. 빗장뼈를 기준으로 목과 가슴 부위가 나뉜다.

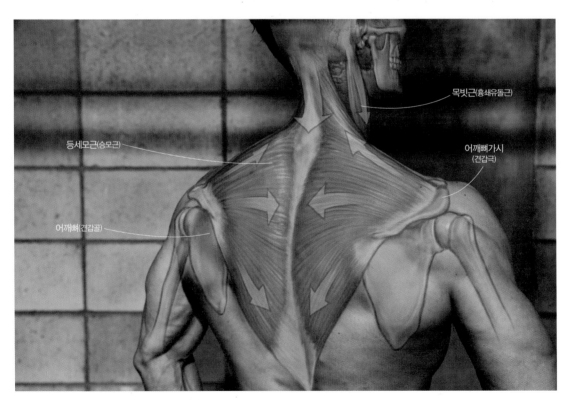

목빗근(흉쇄유돌근)

등세모근(승모근)

어깨뼈가시
(견갑극)

어깨뼈(견갑골)

목 뒤편의 '등세모근(승모근)'의 전체적인 모습. 주로 팔을 등줄기로 잡아당기는 역할을 하지만 이 과정에서 목도 뒤로 젖혀진다.

등세모근(승모근)의 생김새를 자세히 보자. 승모근은 뒤에서도 더 많은 일러스트에서 보여줄 것이다.

보통 사람들은 승모근을 어깨로 구분하려 한다. 물론 구분이야 어떻게 하나에 따라 달린 거겠지만, 사실 승모근은 등의 상부를 덮고 있는 꽤나 큰 근육에 속한다.

그런데 수업을 하다 보면 이 승모근이 올라오는 게 싫어서 '승모근에 힘을 안 주는 운동법은 없냐'는 질문을 듣곤 한다. 승모근에 힘이 덜 가도록 집중하는 방법은 있겠지만, 안 들어가게 하는 방법은 없다.

앞으로 나올 모든 운동에는 어깨뼈의 움직임이 있는데, 그 어깨뼈의 움직임에 있어 승모근이 없다면 지지하는 팔의 움직임에도 당연히 한계가 있을 것이다.

02

다리의

근육

다리는 팔과 상동기관이라 불릴 만큼 구조적으로 팔과 유사한 부분이 많다. 하지만 상체의 무게를 감당하며 몸을 이동시켜야 하기 때문에 팔보다 몇 배나 강한 힘을 낼 수가 있다. 따라서 팔에 비해 근육의 부피가 더 크고 길이가 길며 움직임은 비교적 단순하다.

위의 '넙다리', 아래의 '종아리', 말단의 '발' 3부분으로 나누며, 다리 특유의 굴곡은 넙다리 앞쪽의 '넙다리네갈래근(대퇴사두근)'과 종아리 뒤쪽의 '종아리세갈래근(하퇴삼두근)'에 의해 형성된다. 두께가 두꺼운 만큼 힘도 더 세다.

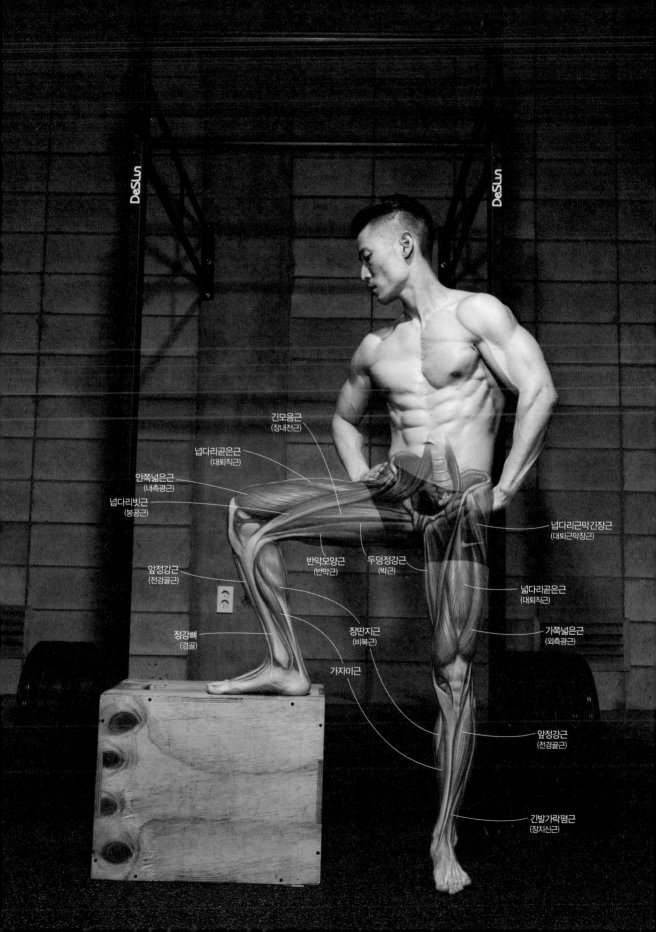

긴모음근
(장내전근)

넙다리곧은근
(대퇴직근)

안쪽넓은근
(내측광근)

넙다리빗근
(봉공근)

넙다리근막긴장근
(대퇴근막장근)

앞정강근
(전경골근)

반막모양근
(반막근)

두덩정강근
(박근)

넓다리곧은근
(대퇴직근)

정강뼈
(경골)

장딴지근
(비복근)

가쪽넓은근
(외측광근)

가자미근

앞정강근
(전경골근)

긴발가락폄근
(장지신근)

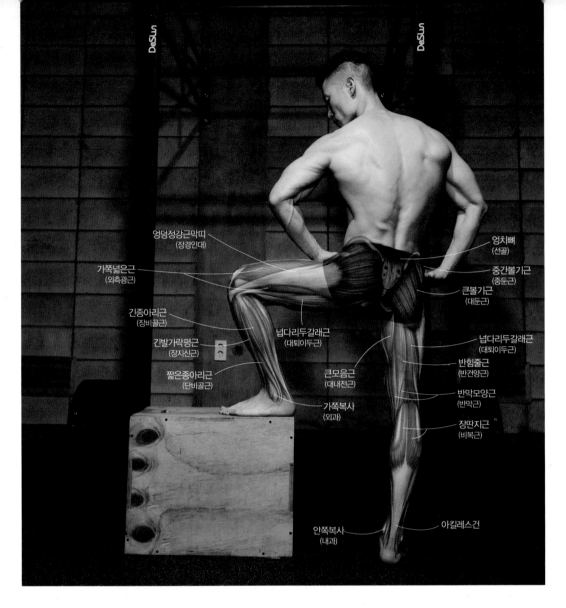

엉덩정강근막띠
(장경인대)

가쪽넓은근
(외측광근)

긴종아리근
(장비골근)

긴발가락폄근
(장지신근)

짧은종아리근
(단비골근)

엉치뼈
(선골)

중간볼기근
(중둔근)

큰볼기근
(대둔근)

넙다리두갈래근
(대퇴이두근)

넙다리두갈래근
(대퇴이두근)

반힘줄근
(반건양근)

반막모양근
(반막근)

큰모음근
(대내전근)

가쪽복사
(외과)

장딴지근
(비복근)

안쪽복사
(내과)

아킬레스건

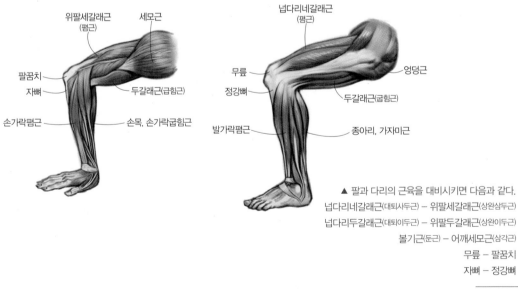

위팔세갈래근
(폄근)

세모근

넙다리네갈래근
(폄근)

팔꿈치

자뼈

두갈래근(굽힘근)

무릎

엉덩근

정강뼈

두갈래근(굽힘근)

손가락폄근

손목, 손가락굽힘근

발가락폄근

종아리, 가자미근

▲ 팔과 다리의 근육을 대비시키면 다음과 같다.
넙다리네갈래근(대퇴사두근) – 위팔세갈래근(상완삼두근)
넙다리두갈래근(대퇴이두근) – 위팔두갈래근(상완이두근)
볼기근(둔근) – 어깨세모근(삼각근)
무릎 – 팔꿈치
자뼈 – 정강뼈

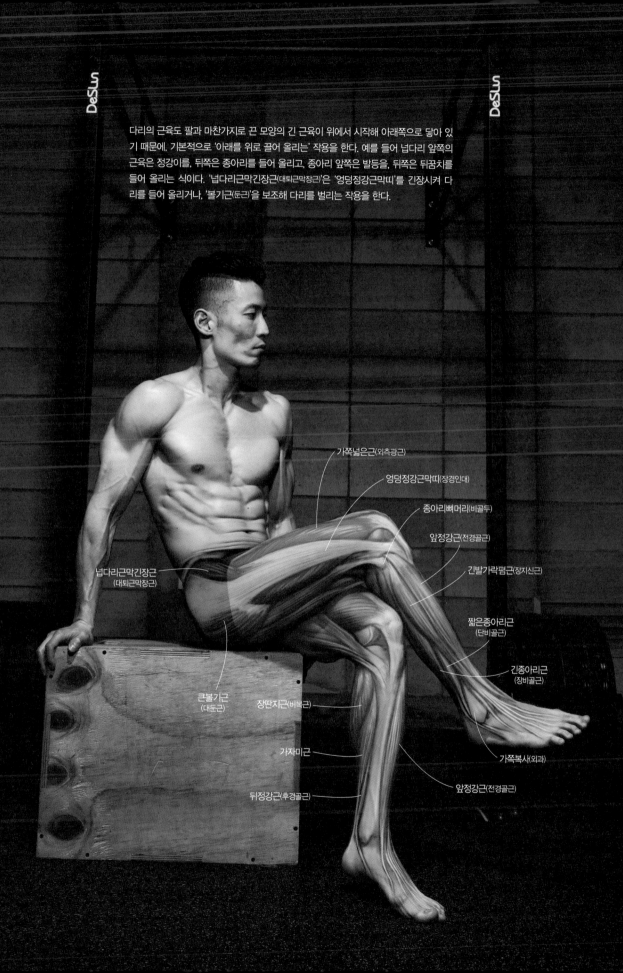

다리의 근육도 팔과 마찬가지로 끈 모양의 긴 근육이 위에서 시작해 아래쪽으로 닿아 있기 때문에, 기본적으로 '아래를 위로 끌어 올리는' 작용을 한다. 예를 들어 넙다리 앞쪽의 근육은 정강이를, 뒤쪽은 종아리를 들어 올리고, 종아리 앞쪽은 발등을, 뒤쪽은 뒤꿈치를 들어 올리는 식이다. '넙다리근막긴장근(대퇴근막장근)'은 '엉덩정강근막띠'를 긴장시켜 다리를 들어 올리거나, '볼기근(둔근)'을 보조해 다리를 벌리는 작용을 한다.

가쪽넓은근(외측광근)

엉덩정강근막띠(장경인대)

종아리뼈머리(비골두)

앞정강근(전경골근)

긴발가락폄근(장지신근)

넙다리근막긴장근
(대퇴근막장근)

짧은종아리근
(단비골근)

긴종아리근
(장비골근)

큰볼기근
(대둔근)

장딴지근(비복근)

가자미근

가쪽복사(외과)

앞정강근(전경골근)

뒤정강근(후경골근)

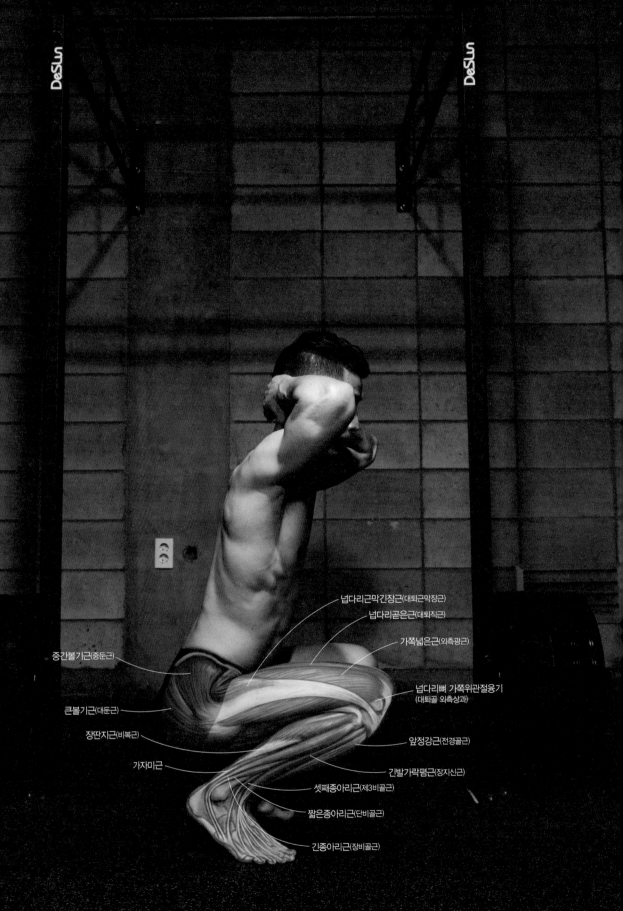

넙다리근막긴장근(대퇴근막장근)

넙다리곧은근(대퇴직근)

가쪽넓은근(외측광근)

중간볼기근(중둔근)

넙다리뼈 가쪽위관절융기
(대퇴골 외측상과)

큰볼기근(대둔근)

장딴지근(비복근)

앞정강근(전경골근)

가자미근

긴발가락폄근(장지신근)

셋째종아리근(제3비골근)

짧은종아리근(단비골근)

긴종아리근(장비골근)

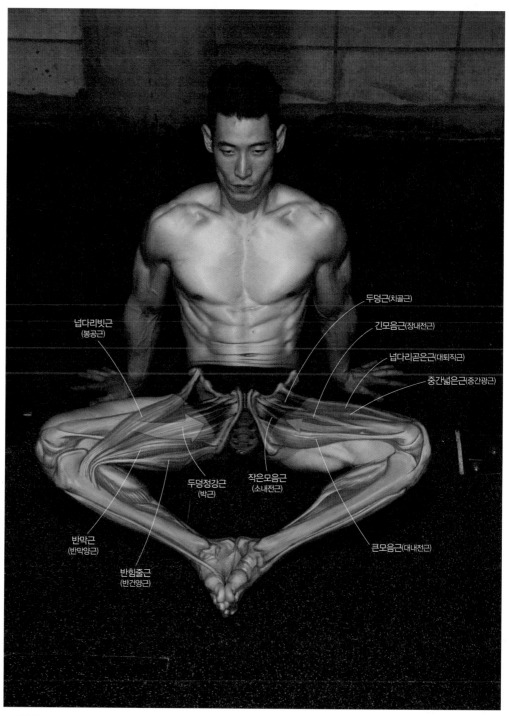

넙다리빗근
(봉공근)

두덩근(차골근)

긴모음근(장내전근)

넙다리곧은근(대퇴직근)

중간넓은근(중간광근)

두덩정강근
(박근)

작은모음근
(소내전근)

반막근
(반막양근)

큰모음근(대내전근)

반힘줄근
(반건양근)

다리를 안쪽으로 굽히거나 모으는 작용을 하는 근육. 오른쪽은 '넙다리빗근(봉공근)'과 '반막근' '반힘줄근'을 제거해 '모음근(내전근)'만 드러난 모습이다. '큰모음근(대내전근)'을 경계로 모음근과 뒤쪽의 굽힘근이 구분된다.

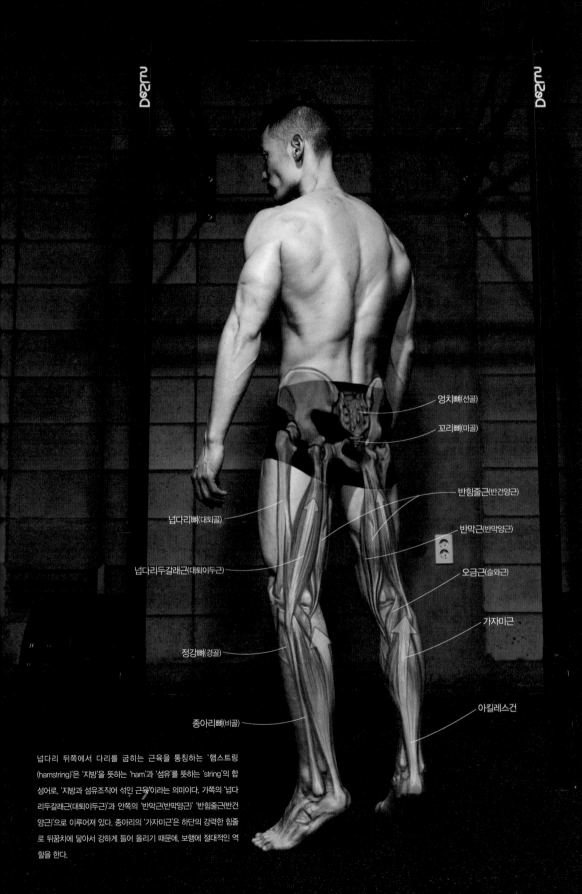

엉치뼈(선골)

꼬리뼈(미골)

반힘줄근(반건양근)

반막근(반막양근)

넙다리뼈(대퇴골)

오금근(슬와근)

넙다리두갈래근(대퇴이두근)

가자미근

정강뼈(경골)

종아리뼈(비골)

아킬레스건

넙다리 뒤쪽에서 다리를 굽히는 근육을 통칭하는 '햄스트링(hamstring)'은 '지방'을 뜻하는 'ham'과 '섬유'를 뜻하는 'string'의 합성어로, '지방과 섬유조직이 섞인 근육'이라는 의미이다. 가쪽의 '넙다리두갈래근(대퇴이두근)'과 안쪽의 '반막근(반막양근)' '반힘줄근(반건양근)'으로 이루어져 있다. 종아리의 '가자미근'은 하단의 강력한 힘줄로 뒤꿈치에 닿아서 강하게 들어 올리기 때문에, 보행에 절대적인 역할을 한다.

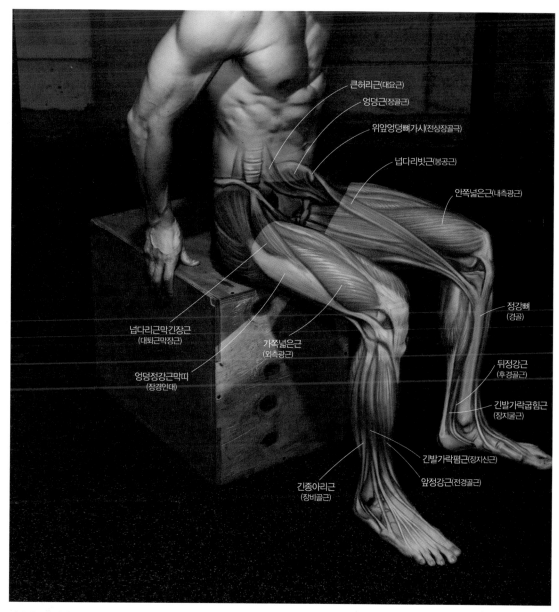

큰허리근(대요근)

엉덩근(장골근)

위앞엉덩뼈가시(전상장골극)

넙다리빗근(봉공근)

안쪽넓은근(내측광근)

정강뼈
(경골)

뒤정강근
(후경골근)

긴발가락굽힘근
(장지굴근)

긴발가락폄근(장지신근)

앞정강근(전경골근)

긴종아리근
(장비골근)

넙다리근막긴장근
(대퇴근막장근)

엉덩정강근막띠
(장경인대)

가쪽넓은근
(외측광근)

정강이를 끌어 올리는(펴는) 작용을 하는 넙다리 앞쪽의 '넙다리네갈래근(대퇴사두근)'은 다음과 같이 이루어져 있다.

1. 가쪽넓은근(외측광근)

2. 중간넓은근(중간광근)

3. 안쪽넓은근(내측광근)

4. 넙다리곧은근(대퇴직근)

이 중 중간넓은근은 넙다리곧은근에 가려 표면에 드러나지 않는다.

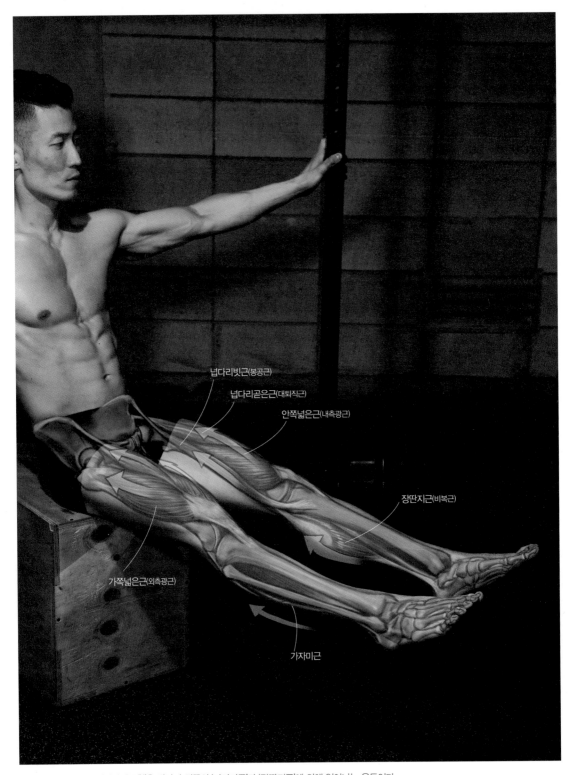

넙다리빗근(봉공근)

넙다리곧은근(대퇴직근)

안쪽넓은근(내측광근)

장딴지근(비복근)

가쪽넓은근(외측광근)

가자미근

뒤꿈치를 들어 올리는 '발바닥굽힘'은 정강이 뒤쪽의 '가자미근'과 '장딴지근'에 의해 일어나는 운동이다.

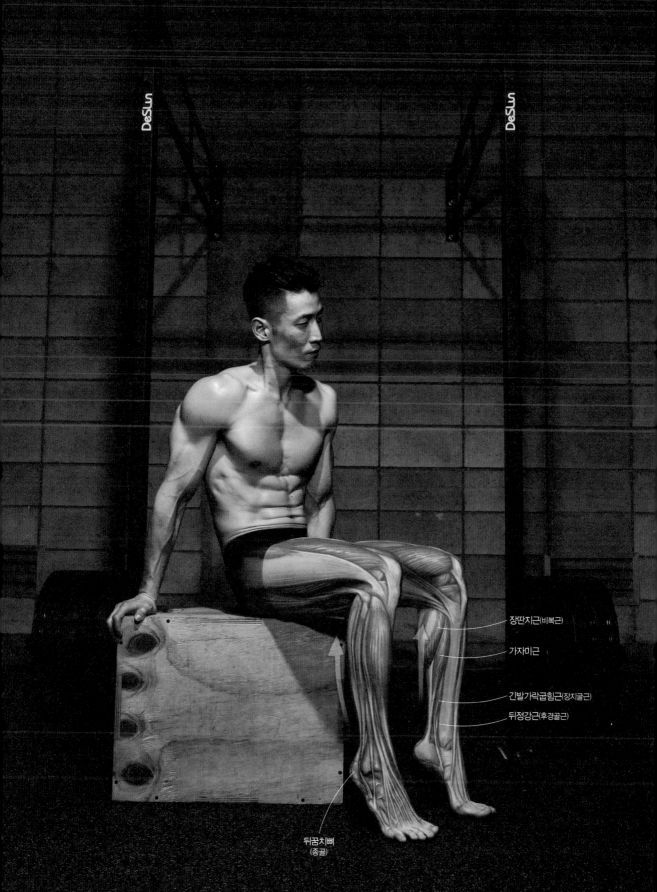

장딴지근(비복근)

가자미근

긴발가락굽힘근(장지굴근)

뒤정강근(후경골근)

뒤꿈치뼈
(종골)

발뒤꿈치를 들어 올릴 때(발바닥굽힘) '가자미근'과 '장딴지근(비복근)'이 수축한 모습이다.

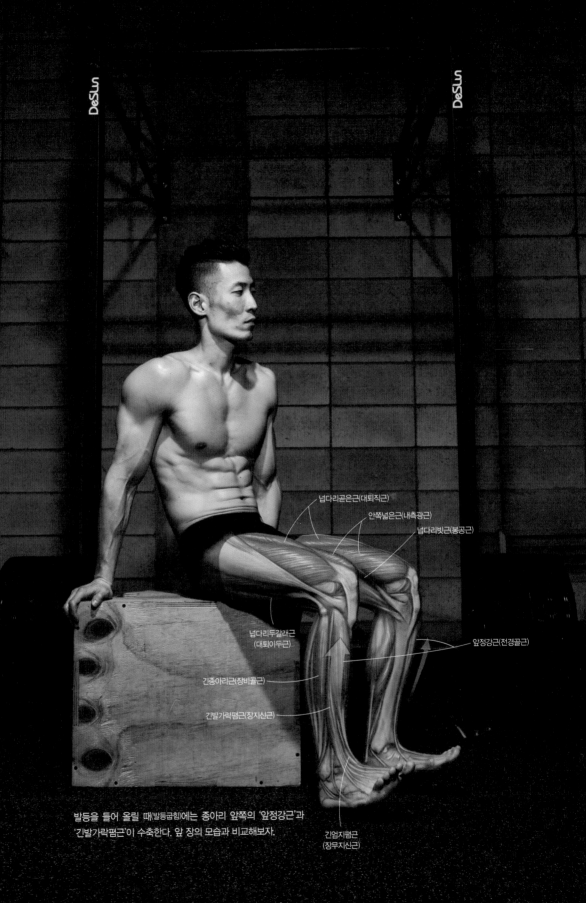

넙다리곧은근(대퇴직근)

안쪽넓은근(내측광근)

넙다리빗근(봉공근)

넙다리두갈래근
(대퇴이두근)

앞정강근(전경골근)

긴종아리근(장비골근)

긴발가락폄근(장지신근)

발등을 들어 올릴 때(발등굽힘)에는 종아리 앞쪽의 '앞정강근'과
'긴발가락폄근'이 수축한다. 앞 장의 모습과 비교해보자.

긴엄지폄근
(장무지신근)

Tip

허리와 무릎이 아픈 이유

정형외과 전문의 송동익 (바른세상병원 원장)

운동을 하다 보면 체중이 많이 실리는 '무릎'과 몸의 중심을 잡아주는 '척추'에 부하가 많이 걸리게 된다. 체중을 다 받아내고 중심을 잡아주어야 하는 중요 부위인 만큼 근육도 많이 모여 있고, 관절을 안정화시켜주는 인대도 많이 있는 곳이다. 이는 손상될 수 있는 구조물이 많다는 얘기이다.

통증의 경중을 판단하려면 우선 운동의 양과 손상 여부를 확인해야 한다. 일반적으로 가벼운 운동으로 발생한 통증은 근육통인 경우가 많다. 앞에서 말했다시피 기본적인 체중부하를 받아내는 동시에 자세를 유지하기 위해 근육이 지속적으로 자극되므로 근육통이 쉽게 발생하는 것이다. 이럴 때는 스트레칭이나 마사지 등으로 아픈 근육을 풀어주고 조금 쉬어주면 통증의 정도가 점차 약해진다.

하지만 일정량 이상의 운동을 했거나 운동 중에 무릎이나 허리가 꺾이는 손상이 있었다면 얘기가 달라진다. 인대나 근육 등의 연부조직 파열일 수 있고, 반복적인 자극이 장기간 지속되면서 피로골절과 같이 뼈에 이상이 생긴 것일 수도 있기 때문이다. 물론 운동하는 과정에서 발생하는 어느 정도의 근육 자극은 근육의 미세파열과 회복 과정을 거쳐 점차 근육이 강해지는 결과는 얻을 수 있으므로, 허리와 무릎 모두에서 일시적인 근육통은 당연히 발생할 수 있다.

무릎의 경우 관절 내의 손상, 허리의 경우 추간판 탈출(흔히 '디스크'라 한다)이라면 문제가 심각해진다. 일반적으로 무릎 관절 내의 연골이나 인대에 손상이 왔다면, 관절이 먼저 붓기 시작할 것이다. 곧이어 관절운동이 어려워지고 통증이 점차 심해진다. 허리에 추간판 탈출이 발생할 경우, 허리 부위 통증 내지는 다리로 타고 내려가는 방사통(보통 '다리가 저리다'라고 표현한다)이 발생한다. 이럴 때는 마사지나 스트레칭과 같은 자극이 오히려 통증을 악화시키므로, 가까운 병원에 내원하여 진료받고 적절한 조치를 취하는 것이 좋다.

허리와 무릎에 국한된 문제가 아니기는 하나 '횡문근 융해증' 또한 운동하는 사람들에게는 단순 근육통과 감별이 필요하다. 횡문근 융해증은 과도한 운동으로 근육이 손상되며 발생한 과량의 근육세포가 혈관을 타고 신장으로 이동해 쌓이면서 신장을 망가뜨리는 병이다. 이는 생명에도 지장을 미칠 수가 있으므로 주의해야 한다. 운동 후 2~3일 이상이 지나도 근육통이 극심해지고 악화되며, 이와 더불어 몸이 가라앉고 지나치게 피곤함을 느낄 경우에 유의한다. 특히 이 병의 가장 중요한 소견인 짙은 갈색 소변을 보이면 즉시 응급실로 가서 치료를 받는다.

03

하체의

근육

남자들의 운동에 있어서 하체는 늘 외면당하고 있다. 상체의 멋진 근육은 노출이 가능하고 옷걸이에 지대한 영향을 준다고 생각하지만, 하체는 바지를 입으면 안 보인다고들 생각하기 때문이다.

하지만 운동을 꾸준히 하고 있는 이는 뒤태만 봐도 확실히 다르다. 딱 봐도 다른 게, 볼록한 햄스트링을 보고는 '운동 좀 했구나' '하체 딱 좋다'라는 판단이 바로 되는 것이다. 볼록하게 자리 잡은 탄탄한 엉덩이, 너무 두껍지 않은 적당한 볼륨의 다리는 옷걸이에도 엄청난 영향을 끼치며, 여자들이 선망하는 '건강하고 멋진 몸매를 가진 남자'의 조건에도 꼭 들어간다.

하체 근육은 우리 몸에서 큰 근육 중 하나에 포함되며, 크게 앞뒤로 나눌 수 있다. 꽤나 구조가 복잡하게 이루어진 근육이지만, 운동은 간단하게 생각할 수 있다.

앞쪽을 운동시키고 싶으면 앉았다가 일어나는 스쿼트와 런지를 주로 하면 된다. 뒤쪽을 자극시키고 싶으면 뒤쪽이 늘어나게끔 앞으로 숙이고 올리는 데드리프트나, 엎드린 채 엉덩이와 다리 뒤쪽에 힘을 주어 당겨 올리고 버티는 백익스텐션을 하면 된다. 그리고 남녀 공통의 관심사인 '멋진 엉덩이'를 만드는 법은 앞의 4가지 모두가 이루어져야 된다.

이제부터 보여줄 사진을 잘 관찰해라. 사진의 바지 위로 튀어나온 것은 살이 아

데스런 BASIC의 전신 루틴

니다. 엉덩이의 근육이다. 큰볼기근(대둔근)과 중간볼기근(중둔근)의 중간 정도
인 것으로 보인다. 멋진 엉덩이는 곧 튼튼한 다리와 허리를 가졌다는 증거이다.
아직 없다면 이제부터 나올 하체운동을 열심히 해보자.

스 쿼 트

넙다리네갈래근(대퇴사두근)이라 말하는 모든 부위에 자극을 받을 수 있는 운동
이며, 엉덩이와 햄스트링에도 꽤나 자극을 줄 수 있는 하체운동이 전체 비중의
반 이상을 차지하는 운동이다. 기본자세는 깊이 앉았다가 일어나는 것인데, 여
기서 많은 문제가 발생한다. 안정된 자세가 나와야 하는데, 이 안정된 자세를
잡는 데 있어서 사람에 따라 아주 큰 차이를 보이기 때문이다.
다음에서 보여주는 자세를 따라 해야 한다. 내 자세가 어떤지를 먼저 해본 뒤,
자세가 잘 나올 만큼 몸의 균형이 알맞게 발달되어 있다면 운동을 계속해도 된
다. 그러나 자세가 나오지 않는다면 보강을 통해 빨리 올바른 자세를 잡을 수

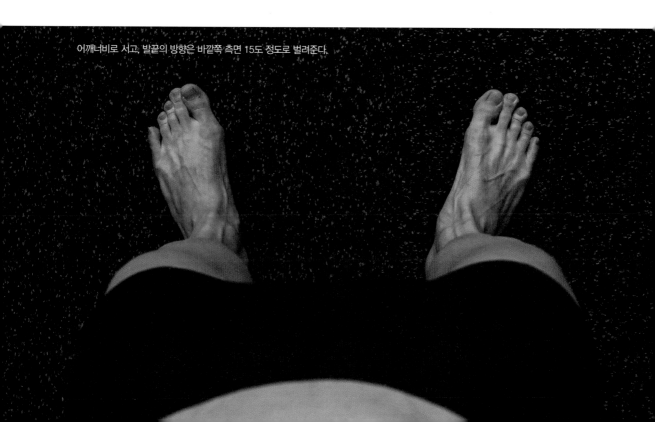

어깨너비로 서고, 발끝의 방향은 바깥쪽 측면 15도 정도로 벌려준다.

있도록 노력한다.

다음에서 보여줄 사진은 내가 오랜 기간 가르쳐온 맨몸스쿼트이다. 이 맨몸스
쿼트는 가동 범위를 최대로 사용하는데, 이 대목에서 참 할 말이 많다. 나의 영
상을 본 사람들이 '저렇게 중량을 메고 스쿼트를 하면 허리가 나간다' '무릎이
나간다'는 등 가지각색의 댓글을 단 것을 보았기 때문이다. 솔직히 어이가 없었
다. 분명히 '맨몸'이라고 써놓았다.

내 스쿼트의 주된 목적은 무릎 주위의 우둘투둘하게 나온 징그러운 근육을 큼
지막하게 키우려는 것이 아니다. 골반 주변과 엉덩이를 집중적으로 자극하려는
것이다. 왜냐하면 몸이 과하게 커지는 것도 싫고, 중량운동으로 스쿼트를 해버
리면 다리가 너무 두꺼워져서 둔해 보이게 되는데 그것도 싫기 때문이다.

그래서 나는 엉덩이와 그 바로 주변 근육만을 만드는 것을 목표로 스쿼트를 한
다. 웨이트트레이닝이나 중량운동의 자세로 보면 정석이 아니다. 몸의 무게만
을 이용해서 최대한 엉덩이와 골반 주변이 집중적으로 자극되는 자세를 만들어
보고, 이를 몇 년 동안 직접 해보았다.

과거에는 나름 대학부 전국대회 우승 경력도 있고, 풀스쿼트로 180킬로그램까
지 쳐본 빌더 출신이다. 그래도 솔직히 중량스쿼트를 할 때는 이렇게 하지 않았
다. 5년 전 2개월 정도 크로스핏 체험을 해볼 때 메본 것이 마지막이었다.

솔직히 가끔은 빈 봉을 멘다. 빈 봉이라고 해봐야 20킬로그램이다. 그리고 엉
덩이를 뒤로 제껴 빼어주면서, 힘이 다리 중간에서 더 위쪽부터 들어가도록 조
정한 나의 스쿼트 자세대로 쭉 운동을 해왔다. 지금 나는 이 자세를 추천해주고
알려주려 한다. 그러나 이 자세를 배우고 중량을 올릴 생각이라면 애초에 따라
하질 말라고 말하겠다. 정말 다칠 수 있다.

전신을 찍어보면 다음과 같은 자세가 나온다.

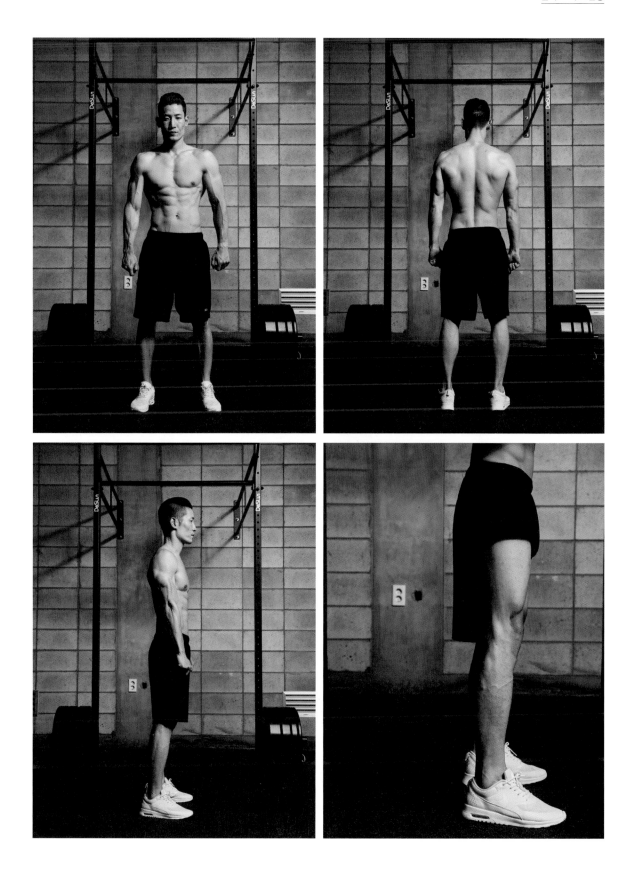

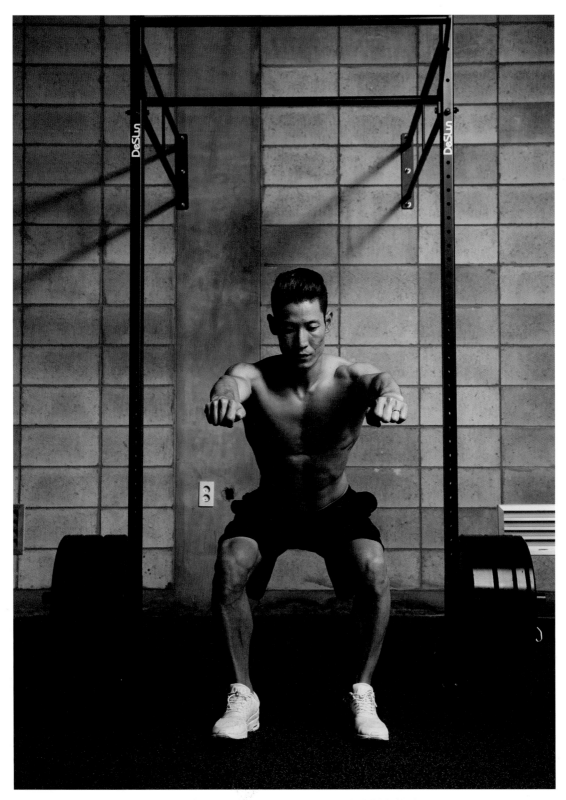

중심을 뒤꿈치로 이동시키며 '엉덩이를 뒤로 뺀다'는 생각으로, 허리를 곧게 편 상태가 유지될 때까지만 앉는다.

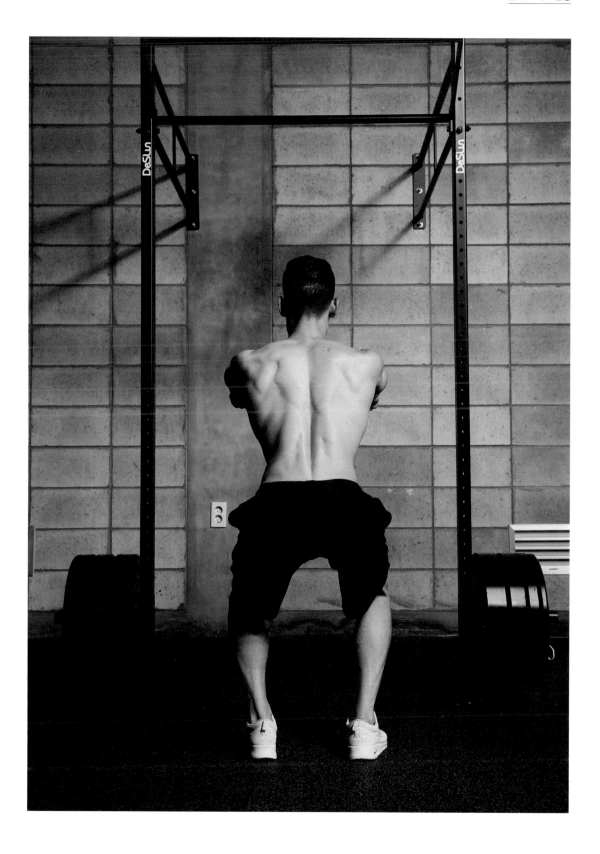

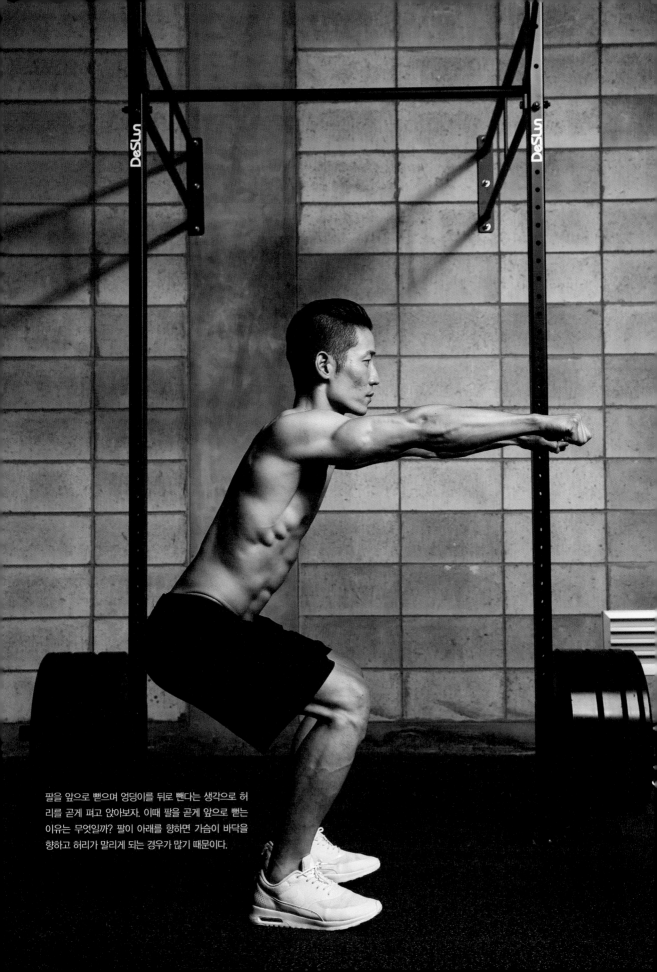

팔을 앞으로 뻗으며 엉덩이를 뒤로 뺀다는 생각으로 허리를 곧게 펴고 앉아보자. 이때 팔을 곧게 앞으로 뻗는 이유는 무엇일까? 팔이 아래를 향하면 가슴이 바닥을 향하고 허리가 말리게 되는 경우가 많기 때문이다.

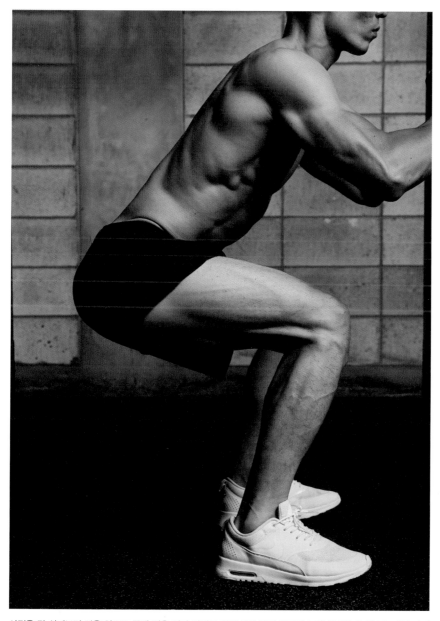

사진을 잘 살펴보면 팔을 앞으로 곧게 뻗은 것과 아래로 살짝 내린 것의 차이가 눈에 들어온다. 앞으로 내린 사진의 가슴이 살짝 아래로 내려온 걸 알 수 있을 것이다. 혹시라도 '나는 허리가 너무 안 펴진다' 싶으면 거의 만세 자세까지 팔을 올리고 해봐라. 도움이 될 것이다.

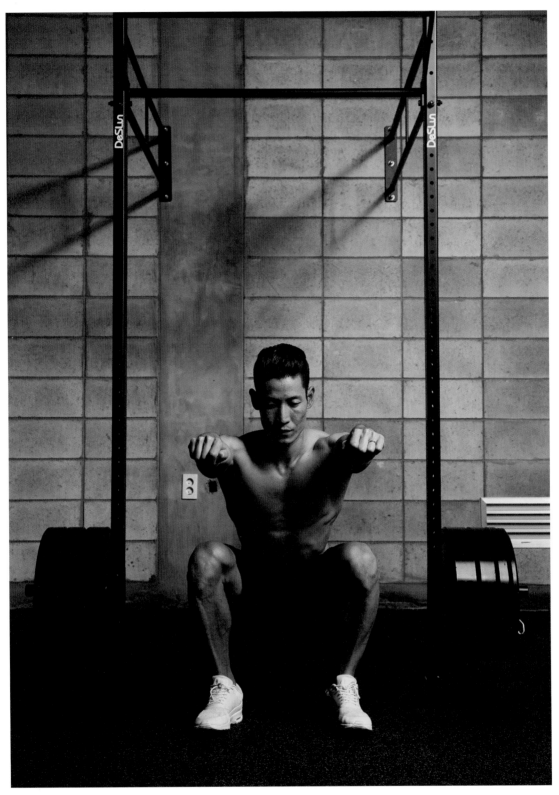

많이들 들어봤을 '풀스쿼트' 자세이다. 풀스쿼트는 '풀'이라는 단어가 앞에 붙은 데에서 알 수 있겠지만, 완전히 앉은 상태를 말한다. 이 자세를 취하려면 허리와 등을 펼 수 있을 만큼 상체에도 힘이 있어야 한다.

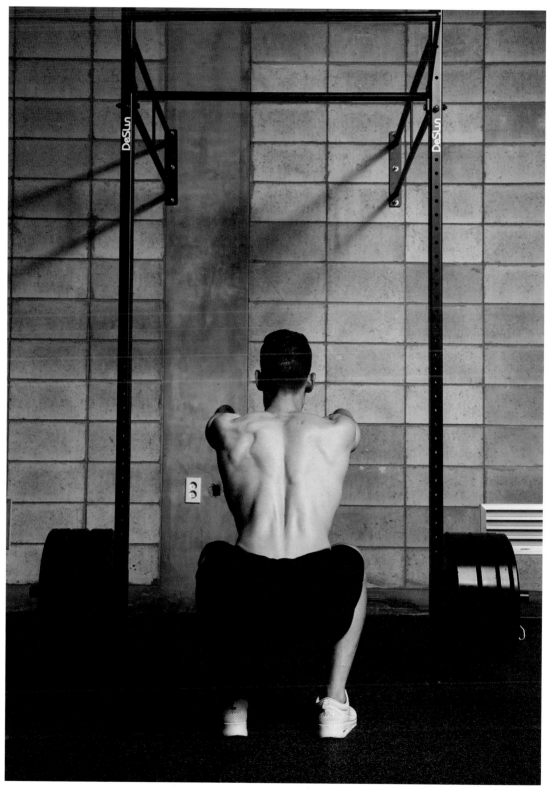

스쿼트는 온몸이 모두 긴장을 이루어야 하는 자세이기 때문에 상체의 힘 또한 중요하다. 이 시점에서 만약 허리 펴는 것이 안 되고 너무 힘이 들거나 목이 아플 만큼 등의 힘이 부족하다면, 백익스텐션 자세로 넘어가서 등과 엉덩이의 보강운동을 한다.

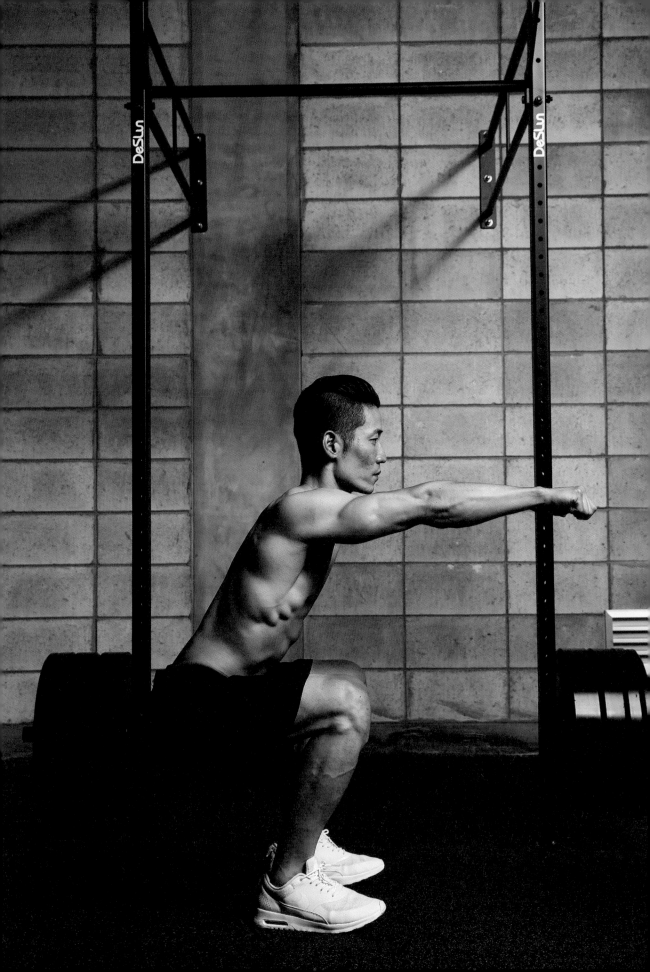

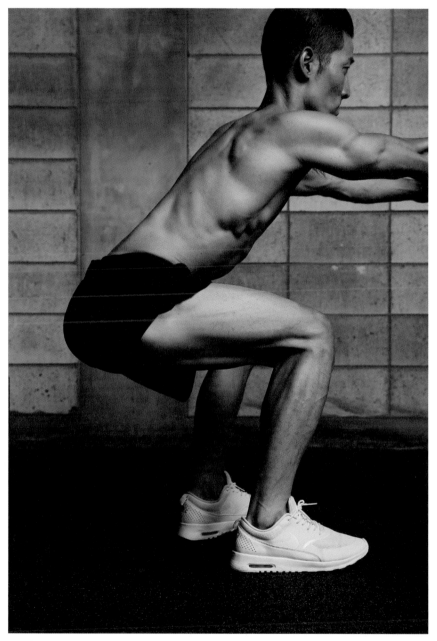

사진처럼 곧게 허리를 펴려면, 등 쪽 어깨까지 당겨 올리고 버텨줄 만큼의 힘이 있어야 한다.

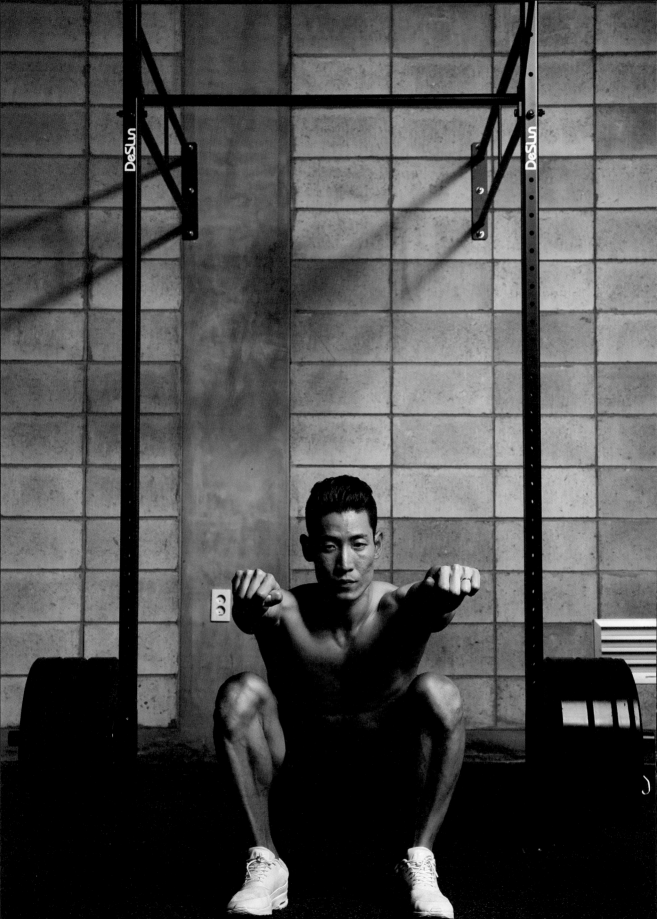

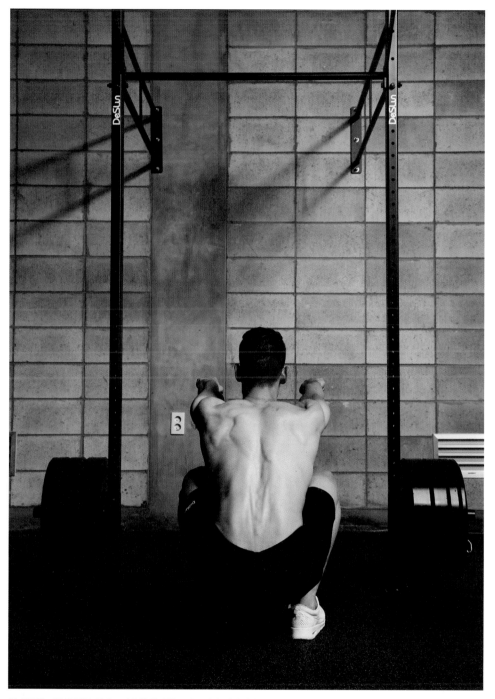

이 사진은 가동 범위를 최대로 사용한 완전한 스쿼트이다. 엉덩이가 땅에서 20센티미터 정도 떨어질 만큼 앉았는데, 이는 우리 몸이 허락하는 최대의 범위이다. 고로 내 몸의 근육도 최대한 늘어나 있다는 말이 된다.

이 대목에서 과거 블로그에 썼던 글을 인용해보겠다. '맨몸운동을 하면 어깨나 무릎 통증 등의 관절 통증이 있고, 삐끄덕 소리가 나고 아파요. 왜 그럴까요? 운동을 하면 더 몸이 안 좋아지는 거 같아요'란 질문이었다.

당신이 운동을 어떻게 하고 있는지 나는 모른다. 하지만 나는 턱걸이를 할 때마다 팔꿈치와 어깨가 두둑거리고, 스쿼트를 할 때마다 오른쪽 골반이 빠졌다가 들어가는 느낌이 든다. 하지만 아프지는 않다. 어쩌면 내가 다른 이들에 비해 몸에서 통증을 느끼는 지수가 낮을지도 모르겠다.

솔직한 내 생각을 말하자면, 맨몸으로 풀스쿼트를 했다고 무릎이 아프다면, 백발백중 근육부족형 비만일 것이다. 운동이 아니라 평소에 조금만 무리해서 움직여도 아플 무릎이란 거다. 몸이 당신 체중을 못 버티는 거다.

간단하게 생각해보면 좋겠다. 이사를 했다고 치자. 짐을 싸고 물건을 들고 옮기고, 다음 날 온몸이 아프고 힘이 없을 것이다. 안 쓰던 근육이 힘을 쓰고 지쳐 있는 거다. 지금 내가 하는 데스런 운동 또한 마찬가지이다. 푸시업을 하다가 손목 부러진 사람은 못 봤다. 손목이 아프다면 과거에 부상 경험이 있었는데, 제대로 치료받지 않아서 부상 상태 그대로 굳어져버린 경우일 가능성이 크다.

나는 여기서 '살살 달래며 쓴다'는 표현을 한다. 손목이 고질병처럼 늘 아프다고 치자. 새 걸로 바꿀 수 있는가? 우리 몸은 부품을 갈아치우며 살 수 있는 게 아니다. 이렇든 저렇든 평생 달고 가는 거다. 그러려면 어쩔 수 없이 잘 달래가며 써야 한다.

나처럼 스쿼트를 하다가는 무릎이 다 아작 난다는 댓글을 쓰는 이들도 있다. 나 스쿼트 15년 했다. 항상 풀로 내려갔고, 180킬로그램을 메고 풀로 내려가도 스쿼트 때문에 무릎이 나간 적은 없다. 물론 꾸준한 운동을 통해 그만큼 주변근이 받쳐줬기 때문이기도 하다.

사람 관절 그렇게 쉽게 나가는 거 아니다. 오히려 내 체중만 가지고 스쿼트를 하는데 무릎이 나간다면, 그게 더 이상한 일 아닐까?

여기서 당신이 알아야 할 것이 있다. 운동하는 이의 체중이 근육이 아닌 지방으로만 표준체중보다 10킬로그램이 오버됐다고 치면, 걷기만 해도 당신의 무릎은 10킬로그램만큼 무리를 하는 게 된다. 처음에는 조금 아파도 그냥 달래고 참고, 그렇게 하다 보면 근육이 늘어나고 무릎 주변의 근육이 압박을 시작하고 자연스레 지방의 비율이 줄어든다. 언제 그랬냐는 듯 통증은 없어지고 파이팅이 넘치게 될 것이다. 거울 앞에서 보내는 시간이 길어질 것이고 삶이 활기차게 변할 것이다.

결국은 굳어 있던 관절을 깨워주자는 소리이다. 가만히 있으면 아무 일도 일어나지 않는다. 조금이라도 더 쓰고 근육량을 늘려라.

관절이 안 좋아진다고? 근육이 강하게 눌러주는 한 당신 몸의 기능은 나이와 상관없이 진화할 수 있다. 환자가 아닌 이상 몸이 사용하도록 만든 최대의 범위로 앉았다가 일어날 뿐인데 관절이 나갈 리가?

'스쿼트를 하면 오히려 무릎 다치는 거 아니에요?'라고 묻는 이들이 있다. 몸이 사용하도록 만든 최대 범위로 앉았다가 일어날 뿐인데 관절이 나가냐고?

이론적으로 생각해보자. 반만 앉으며 근육을 반만 썼을 때와 완전히 앉으며 완전히 썼을 때, 언제가 운동이 더 될까? 내 말이 진리는 아니지만 나라면 당연히 후자를 선택하겠다.

하지만 허리가 무너지는 데 풀로 앉는 것은 분명히 부상의 위험이 있다. 사진의 나처럼 허리를 완전히 곧게 펴고 할 수 있게 되면 그때 끝까지 앉아라. 어느 정도 내려왔을 때 허리가 말린다면 아직은 아니다. 그럴 때는 다시 하프스쿼트로 돌아가서 등 쪽 보강운동을 열심히 해야 한다.

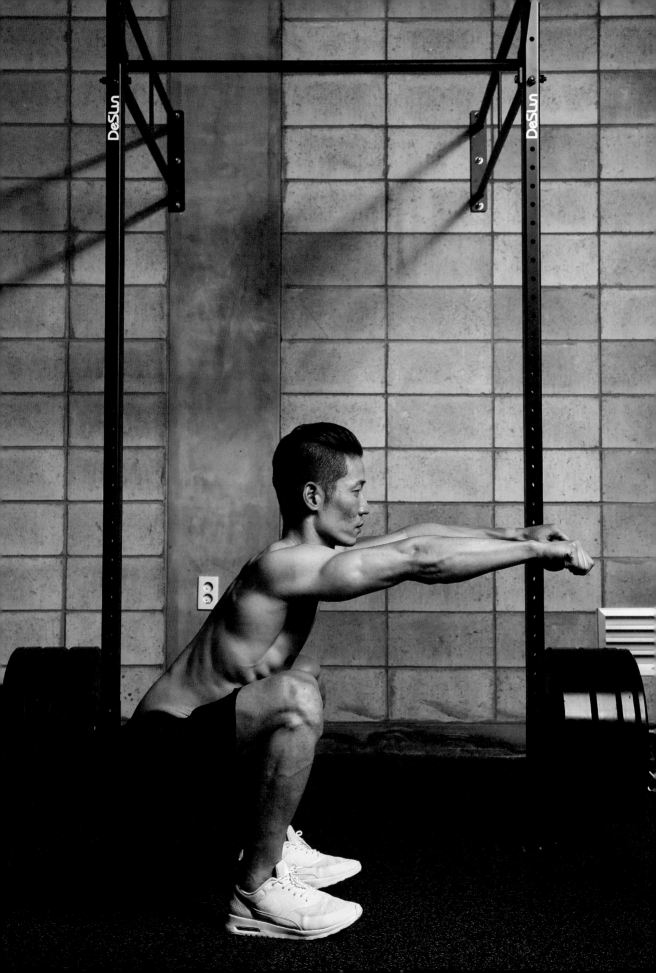

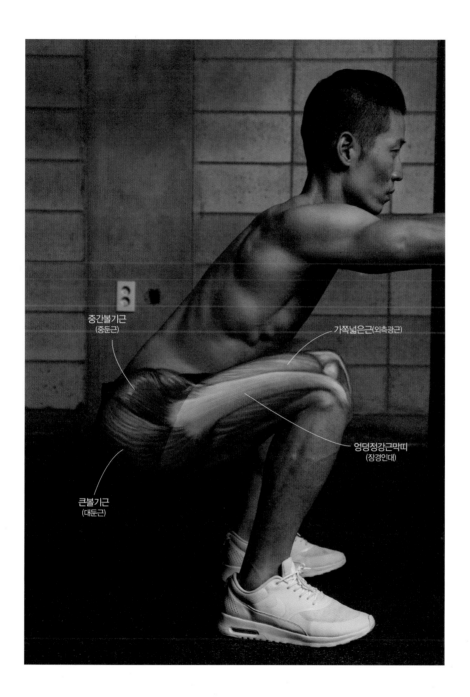

중간볼기근
(중둔근)

큰볼기근
(대둔근)

가쪽넓은근(외측광근)

엉덩정강근막띠
(장경인대)

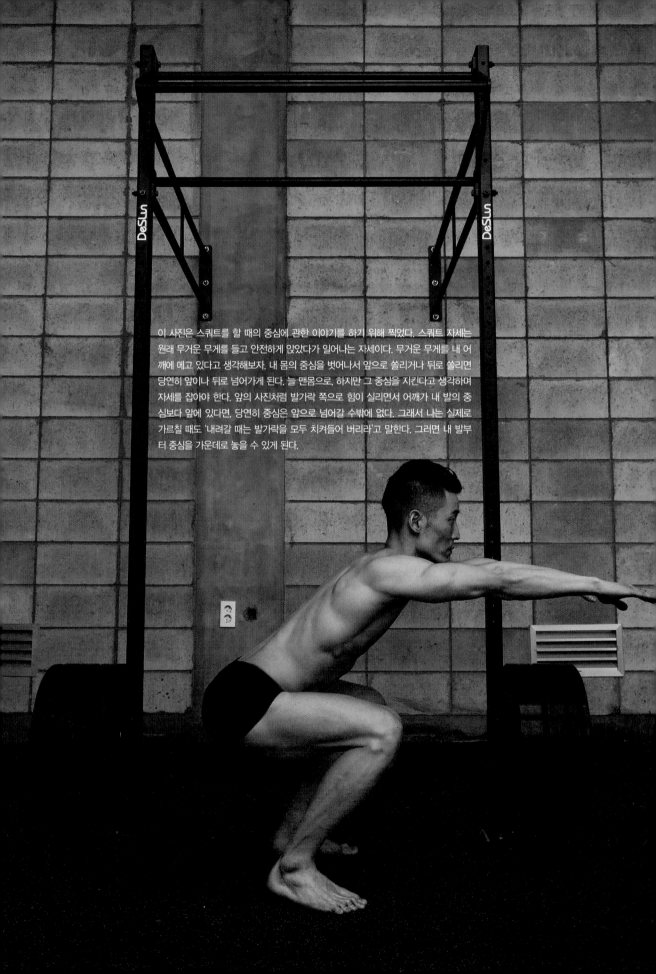

이 사진은 스쿼트를 할 때의 중심에 관한 이야기를 하기 위해 찍었다. 스쿼트 자세는 원래 무거운 무게를 들고 안전하게 앉았다가 일어나는 자세이다. 무거운 무게를 내 어깨에 메고 있다고 생각해보자. 내 몸의 중심을 벗어나서 앞으로 쏠리거나 뒤로 쏠리면 당연히 앞이나 뒤로 넘어가게 된다. 늘 맨몸으로. 하지만 그 중심을 지킨다고 생각하며 자세를 잡아야 한다. 앞의 사진처럼 발가락 쪽으로 힘이 실리면서 어깨가 내 발의 중심보다 앞에 있다면, 당연히 중심은 앞으로 넘어갈 수밖에 없다. 그래서 나는 실제로 가르칠 때도 '내려갈 때는 발가락을 모두 치켜들어 버리라'고 말한다. 그러면 내 발부터 중심을 가운데로 놓을 수 있게 된다.

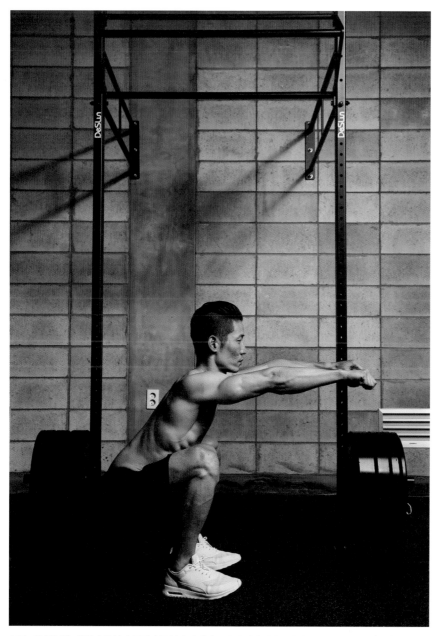

스쿼트의 정석은 내 발의 중심과 무릎의 중심과 어깨의 중심이 바닥에서 수직선상에 오게 하는 것인데, 너무 힘들다 보면 무릎이 조금 앞으로 나오기도 한다. 맨몸으로 해야 하므로 무릎이 조금 나오는 것은 솔직히 괜찮다.
중요한 것은 허리를 곧게 펴는 것과 어깨 중심이다. 이 둘만은 절대 양보하지 말자.

런 지

런지 또한 데스런에서 한자리를 차지할 만큼 중요한 하체운동 중 하나이다. 원래 런지는 양발을 번갈아 앞으로 한 발씩 나가는 것을 말하지만, 나는 '한 발씩 하는 스쿼트'라 설명하고, 실제로 그런 느낌으로 하는 것을 좋아하며, 그렇게 가르치고 있다.

양발의 앞뒤 간격을 길게 잡으면 앞발의 집중도와 뒷발의 집중도가 분산된다. 이때 뒷발에 느껴지는 무릎이 빠지는 듯한 느낌은 운동을 배우는 이에게 불안감을 줄 수 있으므로, 나는 한 발씩 하는 스플릿스쿼트 형식의 런지를 알려주겠다.

남자라면 만화 〈슬램덩크〉 한번은 보았을 것이다. 안 봤다면 당신의 인생에서 강한 에너지를 끌어낼 수 있는 기회가 아직 한 번은 남아 있는 것이니 이 기회에 꼭 한 번 보자. 농담이고, 〈슬램덩크〉에서 강백호에게 슛 가르칠 때 했던 명대사를 인용하고 싶을 뿐이다.

"왼손은 거들 뿐."

나는 런지를 할 때 '뒷발은 거들 뿐'이라는 표현을 쓴다. 앞의 한 발로 할 수 있다면 뒷발을 떼고 해도 좋다. 하지만 중심을 잡는 데 있어서 또는 힘이 모자랄 때, 약간의 힘을 빌려다 쓰기 위해 뒷발이 존재한다고 생각하고 움직이자.

내 골반 너비 또는 10센티미터 정도의 간격을 두고 양발의 각이 수평을 이루도록 선다.

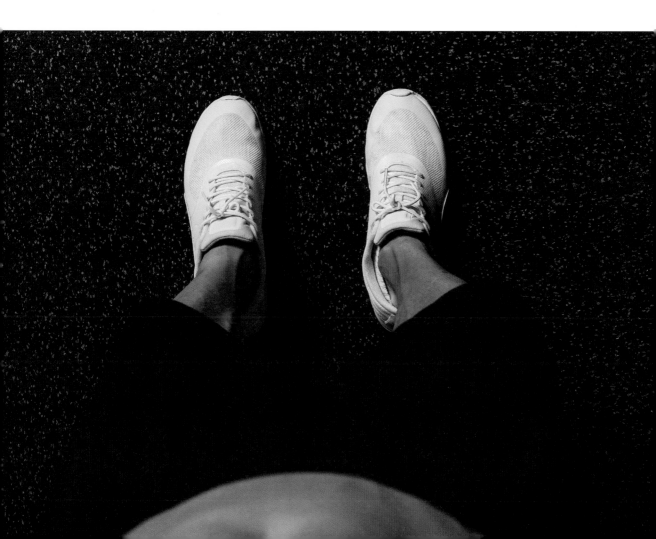

앞뒤 양옆에서 보면 이런 자세가 된다. 손은 허리에 얹어준다.

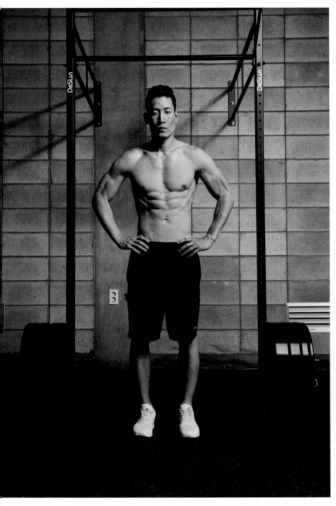 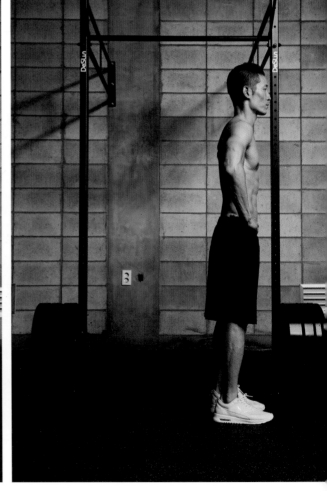

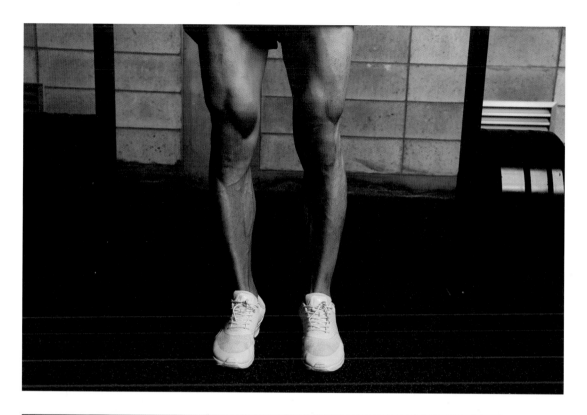

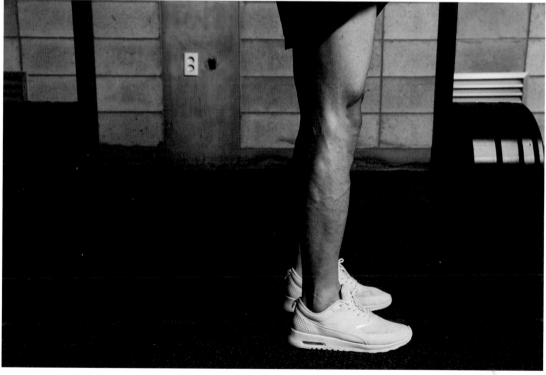

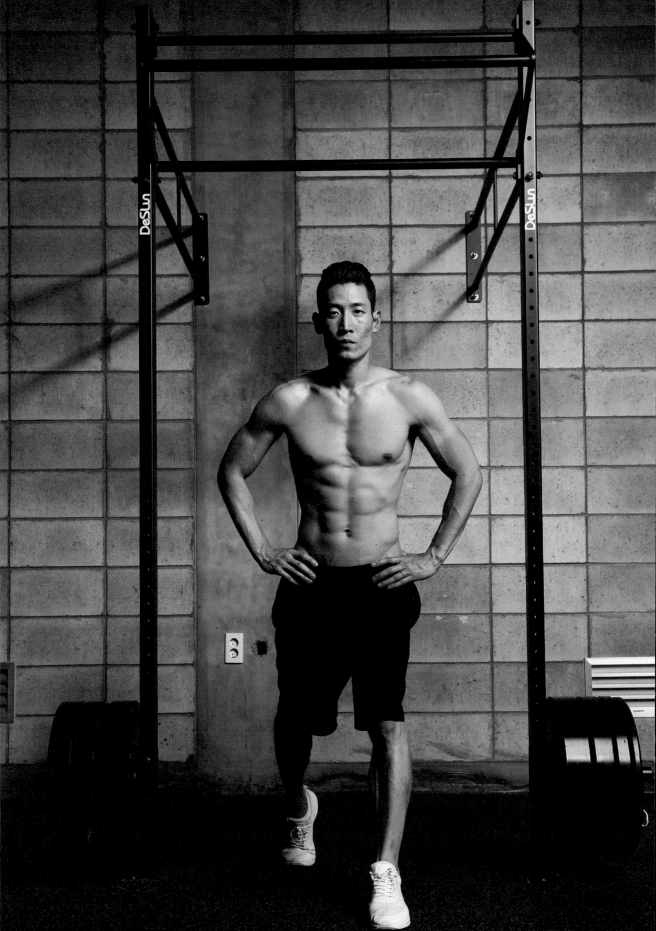

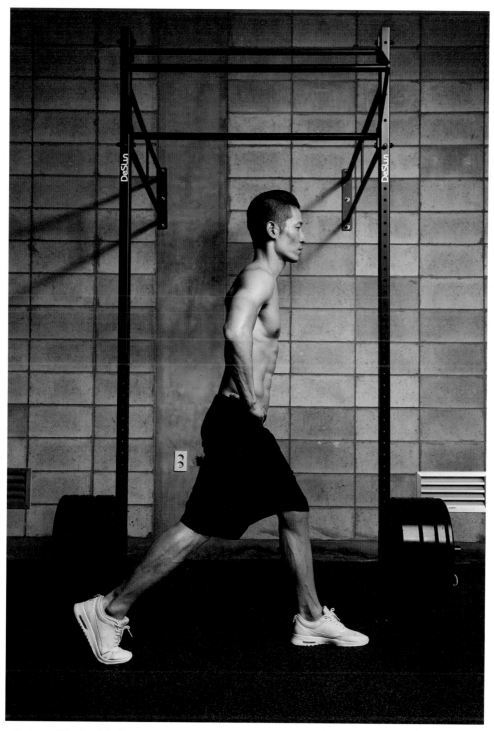

그런 다음 한 발을 뒤로 뺀다. 양발이 수평을 유지하도록 유의하며, 그 수평 연장선에서 뒤로 한 발 빼는 것이 포인트이다. 뒤로 나간 발은 안쪽으로 꺾이지 않고 수평선을 유지하고 있어야 하며, 뒤꿈치는 늘 최대한 세우고 있어야 한다. 그리고 뒷발이 아닌 앞발에 중심을 실어놓는다. 내려갔다 밀어 올릴 때 앞쪽 허벅지와 엉덩이 쪽에 느낌을 받지 못했다면, 다음에서 소개하는 방법으로 운동해보자. 내가 가르칠 때 사용하는 방법이다.

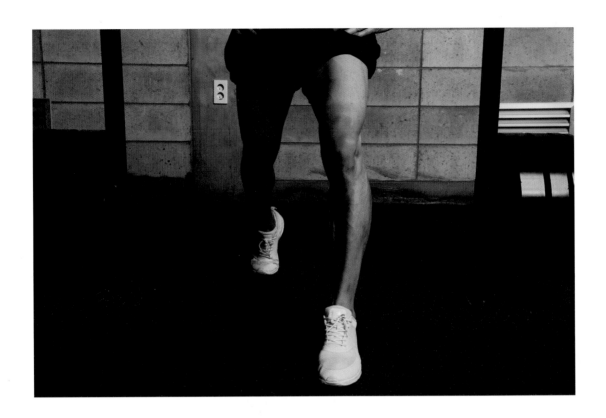

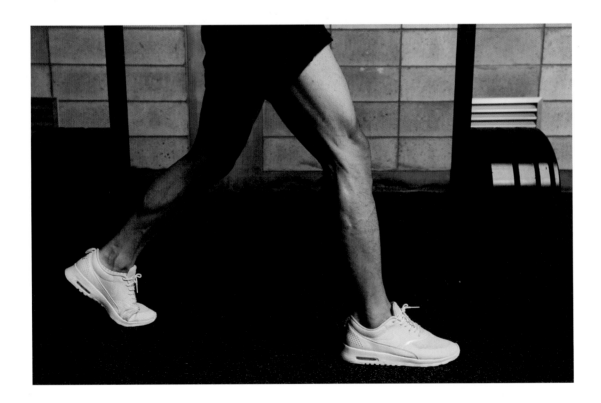

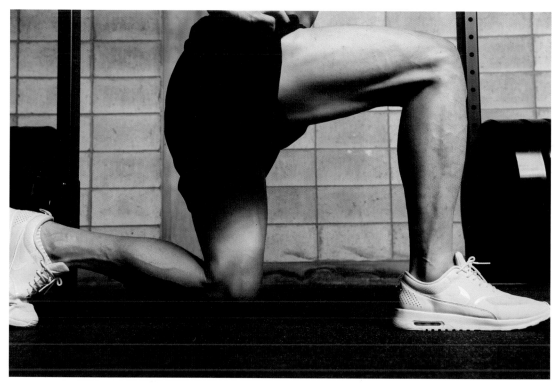

한 발을 뒤로 뺀 상태에서 바닥에 무릎을 내려놓는다. 그리고 그 무릎을 약 5센티미터 정도 떨어뜨려본다. 떨어뜨린 것만으로 앞쪽 허벅지와 엉덩이에 느낌이 올 것이다.

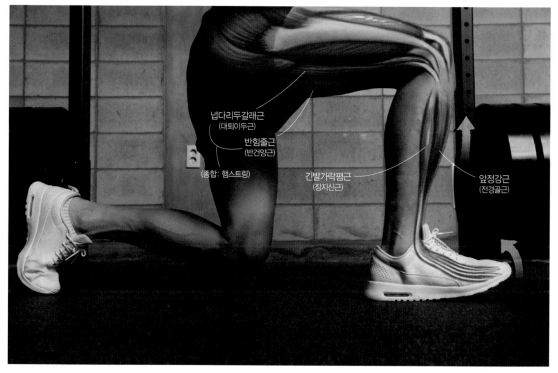

넙다리두갈래근
(대퇴이두근)

반힘줄근
(반건양근)

(종합: 햄스트링)

긴발가락폄근
(장지신근)

앞정강근
(전경골근)

그래도 난감하다면 앞쪽 발의 발가락을 치켜 세워보자. 세운 것만으로 허벅지의 느낌이 달라질 것이다. 런지를 하며 느낌이 잘 안 올 때는 항상 저 상태로 만들어 느낌을 찾고 가자.

내려간 런지 자세의 이상적인 모습이다. 상체가 뒤로 기울어지지 않게끔 일부러 신경 쓰고 버티지 않으면, 골반이 앞다리 쪽으로 돌아가 버린다. 엉덩이와 허리 복근의 힘으로 골반이 앞을 향해 일자가 되도록 쭉 유지한다.

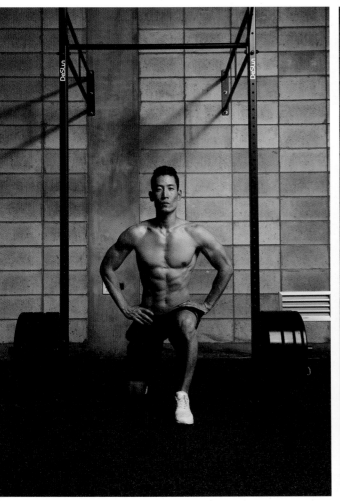
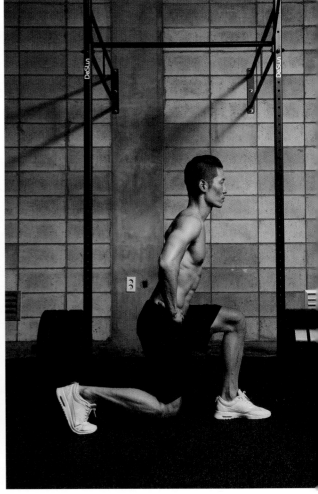

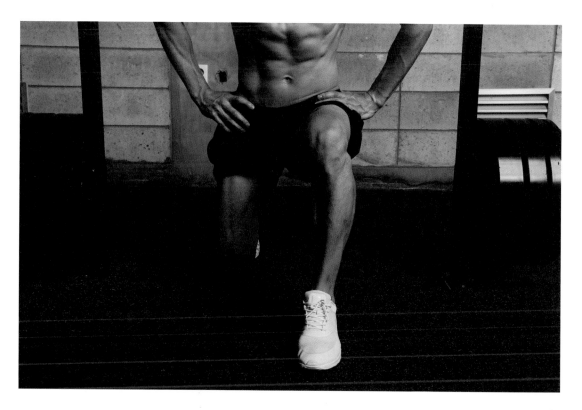

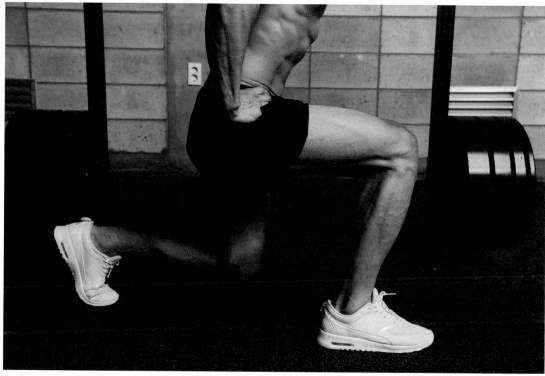

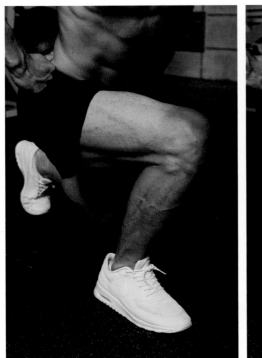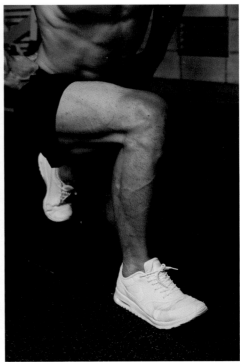

런지를 할 때 사진의 예시처럼 무게중심이 앞으로 쏠린다면? 어쩔 수 없이 무릎도 앞으로 너무 나가 버린다. 결국 무릎에 부담스러운 느낌이 들게 될 것이다. 그러므로 이 사진처럼 뒤꿈치 쪽에 무게중심을 실어주면서 발가락을 살짝 들어줘야 한다. 그래야만 런지에서 자극이 되어야 하는 지점에 제대로 자극을 주게 된다.

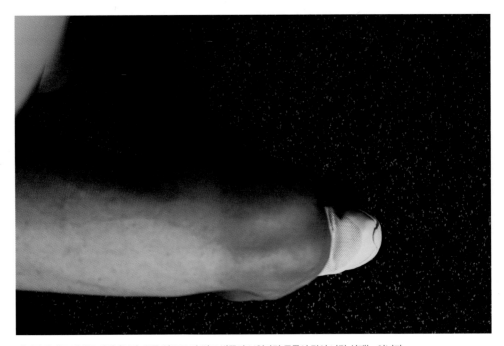

내려간 상태로 아래를 내려다보자. 무릎 앞으로 이 정도 발끝이 보인다면 무릎이 많이 나간 상태는 아니다.

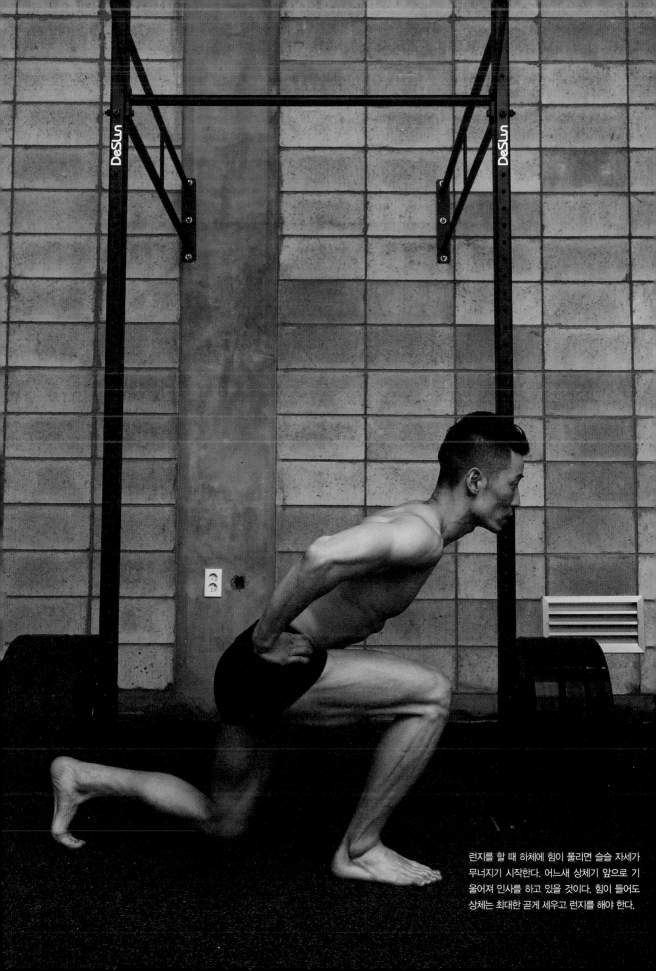

런지를 할 때 하체에 힘이 풀리면 슬슬 자세가
무너지기 시작한다. 어느새 상체기 앞으로 기
울어져 인사를 하고 있을 것이다. 힘이 들어도
상체는 최대한 곧게 세우고 런지를 해야 한다.

박 스 (체 어) 런 지

아무리 해봐도 런지 자세가 안 나오고 집중하기도 너무 힘들다면? 그렇다면 지금 앉아 있는 의자를 빼서 도구로 사용해보자.

다음의 사진을 보자. 다리를 의자에 올린 상태를 보라는 것이다. 런지 상태에서 내려간 각도가 나와 있다. 그 각도에서 반동 없이 천천히 올라가는 운동을 하면 런지 동작과 동일한 효과를 볼 수 있다.

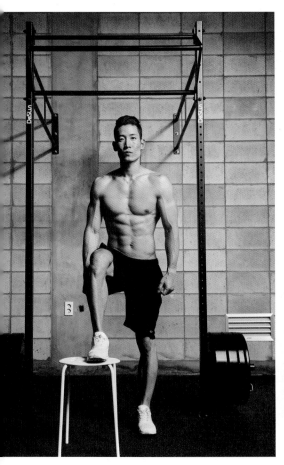 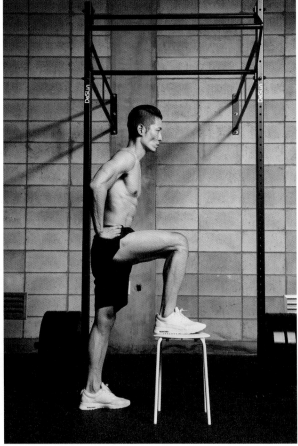

양발 간격은 런지와 마찬가지로 골반 너비 또는 10센티미터 정도의 간격을 두고, 그 상태로 수평을 유지한 채 한 발을 의자에 올린다.

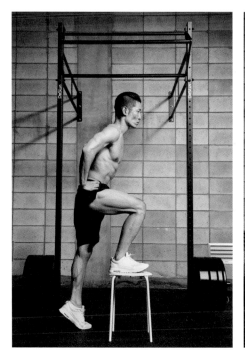
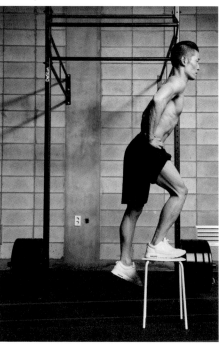

앞발의 힘으로 눌러서 천천히 의자 위로 올라선다. 이때 유의할 점은 반동을 주면 안 된다는 것이다. 또 발가락을 들어버리고, 무릎이 앞으로 나가고, 힘이 무릎 쪽으로 실리는 것은 절대로 피해야 할 자세이다.

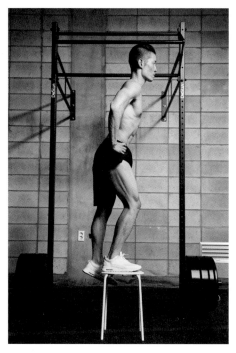
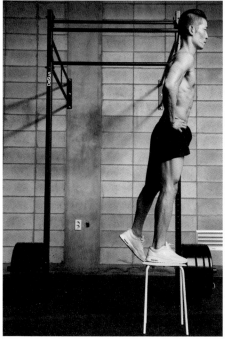

최대한 엉덩이 쪽에 가까운 안쪽 허벅지에 힘을 집중시킨다는 느낌으로 운동한다. 상체는 최대한 곧게 세우고 앞으로 숙여지지 않도록 버틴다.

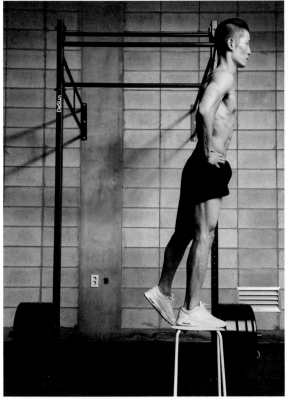
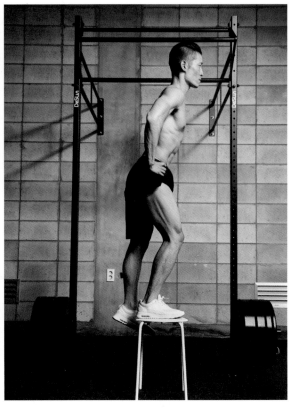

이 동작은 내려올 때가 아주 중요하다. 내려올 때는 반대로 운동을 하되, 쿵 하며 떨어지지 않도록 아주 천천히 버티면서 살포시 내려오도록 한다.

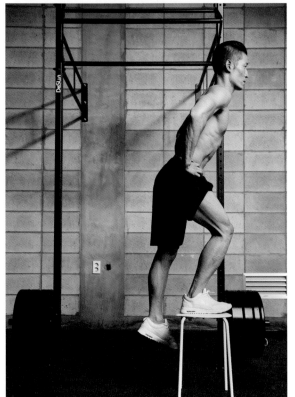

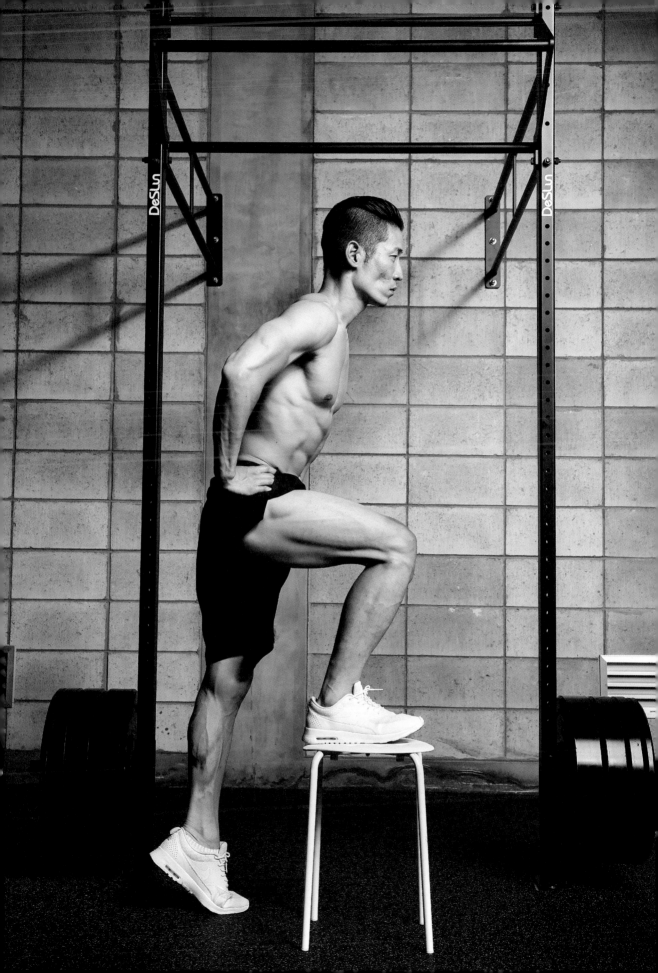

카 프 레 이 즈

극소수이긴 하지만 발목이 얇아 고민인 팔로워들에게 '종아리는 어떻게 근육을 만들어요?'라는 질문을 받은 적이 있다.

종아리는 간단하다. 운동은 거의 이 운동을 한다. 흔히들 아는 '깽발'을 짚고 버티면 된다. 처음에는 그저 맨몸으로 해도 충분한 자극을 느낄 수 있을 것이다. 그러나 나중에 이 자세가 익숙해지고 조금 더 강한 자극을 원한다면, 가방에 무게를 넣어 메고 하거나 친구나 가족을 등에 업고 하는 것도 큰 도움이 된다.

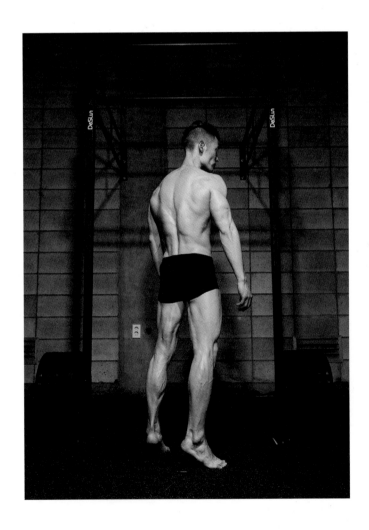

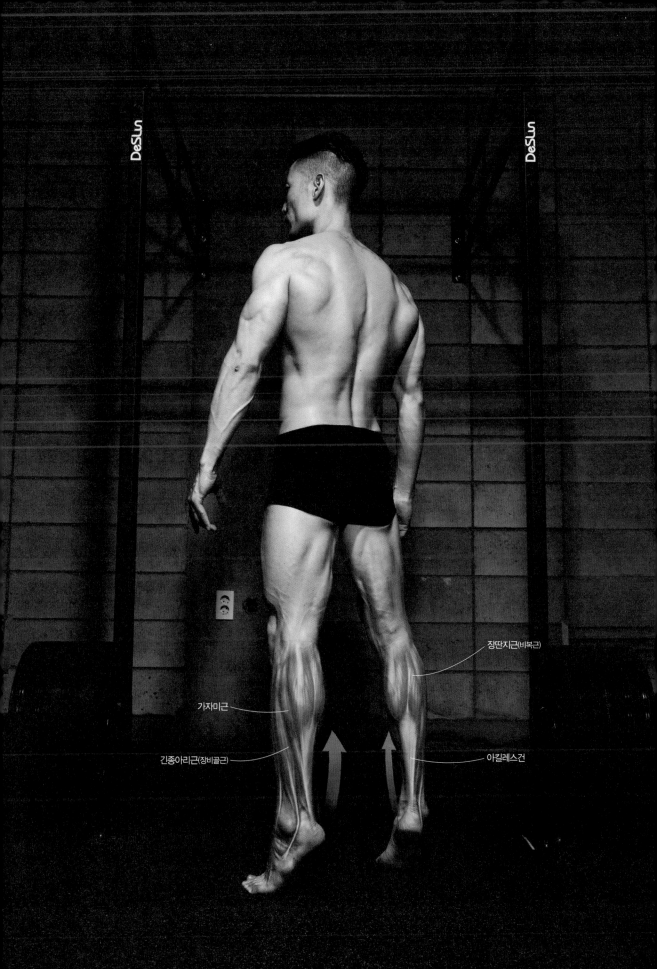

장딴지근(비복근)

가자미근

아킬레스건

긴종아리근(장비골근)

운동과 성장판의 상관관계

정형외과 전문의 송동익 (바른세상병원 원장)

사람의 뼈는 부하를 받을수록 강해지는 특성이 있다. 어긋나게 붙은 뼈가 이 과정을 통해 부하받는 쪽은 강해지고 뼈가 자라며, 부하받지 않는 쪽은 뼈가 약해지고 흡수되어 점차 정상 모양으로 바뀌어가는 것이다. 성장기의 청소년 역시 마찬가지이다. 그러나 염두에 둬야 할 것이 하나 있다. 바로 '성장판'이라는 구조물이다.

성장판은 뼈의 말단부에 존재하며, 뼈의 길이 성장을 담당한다. 청소년기 학생들에게 줄넘기나 농구 등 점프가 많은 운동을 하라고 권하는 이유도 여기에 있다. 성장판을 자극해주기 때문에 키가 더 클 수 있도록 해주므로 많이 권장하는 것이다.

하지만 청소년기의 뼈는 성인의 뼈와는 몇 가지 차이점이 있다. 청소년기의 뼈는 연하기 때문에 변형이 쉽고, 성장판 부위가 약해서 충격으로 손상 입기 쉬우며, 상대적으로 강한 힘줄과 조화롭지 못한 근육의 수축으로 인해 부착부 주변에서 뼈를 물고 떨어지는 견열골절이 발생할 수도 있다는 점이다. 그러므로 성장기의 청소년들은 최대 강도의 저항성운동(과도한 무게를 가지고 하는 근력운동)은 수행하지 않는 게 좋다. 또 빠르고 갑작스럽게 충격을 줄 수 있는 움직임도 피해야 한다.

일반적으로 성장기의 청소년들에게는 최대 90분씩 주 3회 이하의 운동이 권장된다. 부하가 낮은 반복성운동이 적합하고, 자신이 할 수 있는 운동량의 80퍼센트를 넘지 않는 것을 권장한다. 또한 운동 전후의 스트레칭과 쿨다운에 있어서도 성인보다 많은 시간을 할애하여 근육을 충분히 풀어주어야 한다.

만약 운동 중에 심각한 뒤틀림이나 충격이 있었고, 이로 인해 부종을 동반한 통증이 발생하고 관절 기능이 상실되었다면, 이는 성장판 손상으로 인한 성장 정지 가능성을 암시하는 증상이다. 이 경우 즉시 병원으로 가서 치료받아야 한다.

04

팔의 근육

《닥치고 데스런 BASIC》에 팔운동 파트를 넣지 않은 이유를 말해주겠다.

팔근육은 우리 몸에서 작은 편에 속하는 근육이며, 평소에 사용 빈도도 높은 근육이다. 그래서 처음에는 밀고 당기는 상체운동만으로도 충분히 운동이 된다. 또 상체 전반의 기본이 잡히지 않은 상태에서 팔근육만 발달해버릴 경우, 비율적으로 상당히 보기 싫은 몸이 되어버릴 것이다.

베이직 단계의 팔운동은 푸시업과 로우만으로도 충분할 거다. 혹시라도 내 몸이 베이직 단계를 너무나 쉽게 적응해버렸다면 전작 《닥치고 데스런》으로 넘어가자. 팔이 아파서 어떻게도 못 해볼 만큼 강한 운동이 많이 기다리고 있을 것이다.

그럼 앞으로 나올 운동에서 모두 사용되게 될 팔의 구조를 보자. 팔의 구조를 보며 어깨근육 삼각근의 위치와 결 흐름을 같이 보자.

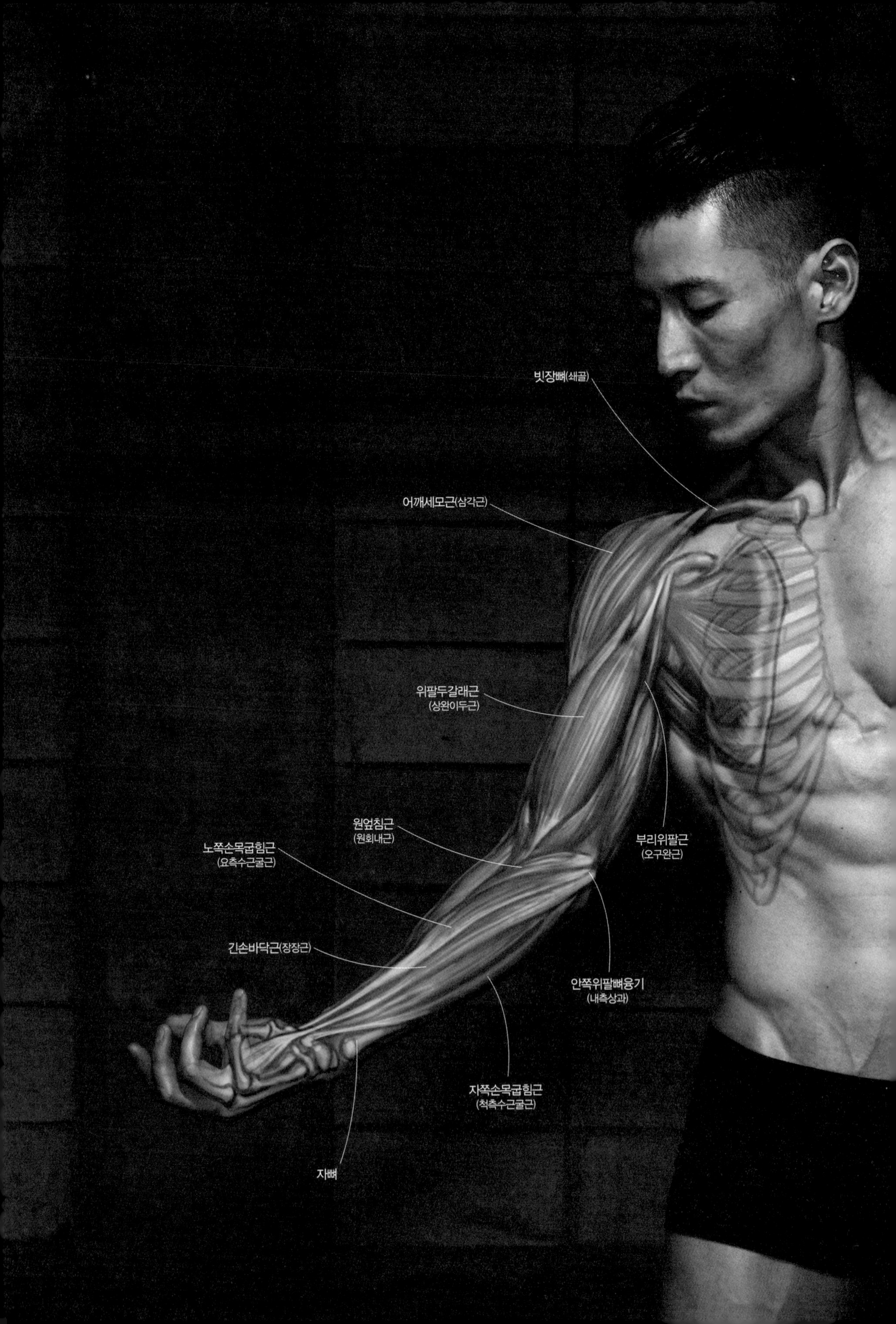

빗장뼈(쇄골)

어깨세모근(삼각근)

위팔두갈래근
(상완이두근)

원엎침근
(원회내근)

노쪽손목굽힘근
(요측수근굴근)

부리위팔근
(오구완근)

긴손바닥근(장장근)

안쪽위팔뼈융기
(내측상과)

자쪽손목굽힘근
(척측수근굴근)

자뼈

팔의 근육은 크게 위팔, 아래팔, 손으로 구분할 수 있다. 수가 많아 얼핏 굉장히 복잡해 보이지만, 팔근육의 대부분은 하단 구조물을 아래에서 위로 끌어 올리는 비교적 단순한 역할을 한다고 생각하면 된다.

예를 들어 위팔의 근육은 아래팔을, 아래팔의 근육은 손과 손가락을 굽히거나 펴는 작용을 하는 식이다(손을 움직이지만 손에 위치하지 않기 때문에 손의 '외재근'이라고도 한다).

그러나 옆의 예시에서 볼 수 있다시피 팔의 근육은 대부분 길고 가는 끈이 복잡하게 얽혀 있는 형상이어서, 한 방향에서 바라본 모습만으로는 구조 파악이 쉽지가 않다. 더구나 손목과 손가락을 굽히거나 펴는 아래팔의 수많은 근육은 손을 안쪽으로 엎치거나(엎침-내전) 바깥으로 뒤칠 때(뒤침-외전)의 모습이 많이 다르기 때문에, 다음에서 보여주는 모습처럼 팔을 조금씩 돌려가며 입체적으로 관찰할 필요가 있다.

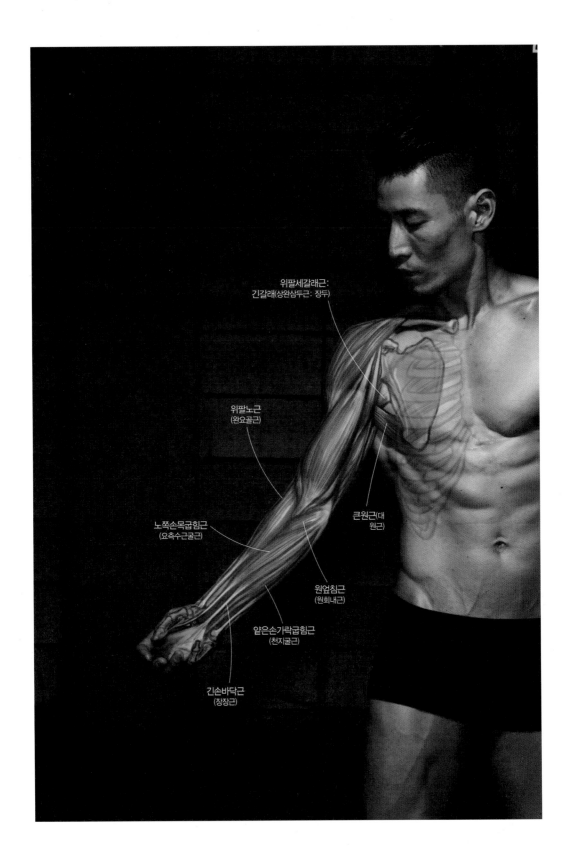

위팔세갈래근:
긴갈래(상완삼두근: 장두)

위팔노근
(완요골근)

큰원근(대
원근)

노쪽손목굽힘근
(요측수근굴근)

원엎침근
(원회내근)

얕은손가락굽힘근
(천지굴근)

긴손바닥근
(장장근)

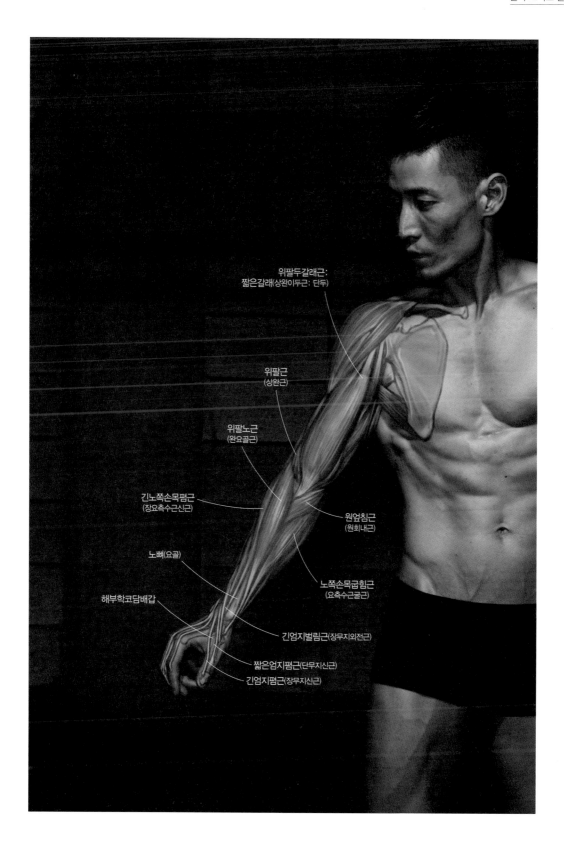

위팔두갈래근:
짧은갈래(상완이두근: 단두)

위팔근
(상완근)

위팔노근
(완요골근)

긴노쪽손목폄근
(장요측수근신근)

원엎침근
(원회내근)

노뼈(요골)

노쪽손목굽힘근
(요측수근굴근)

해부학코담배갑

긴엄지벌림근(장무지외전근)

짧은엄지폄근(단무지신근)

긴엄지폄근(장무지신근)

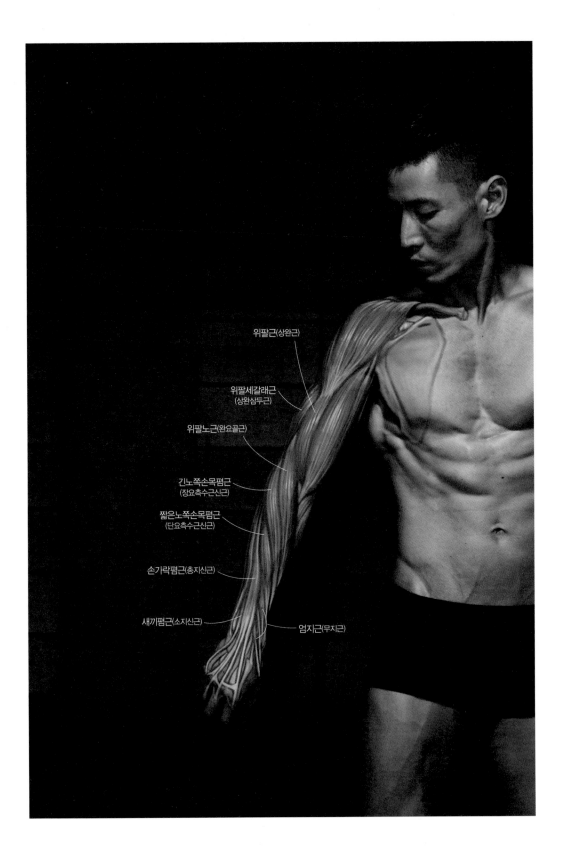

위팔근(상완근)

위팔세갈래근
(상완삼두근)

위팔노근(완요골근)

긴노쪽손목폄근
(장요측수근신근)

짧은노쪽손목폄근
(단요측수근신근)

손가락폄근(총지신근)

새끼폄근(소지신근)

엄지근(무지근)

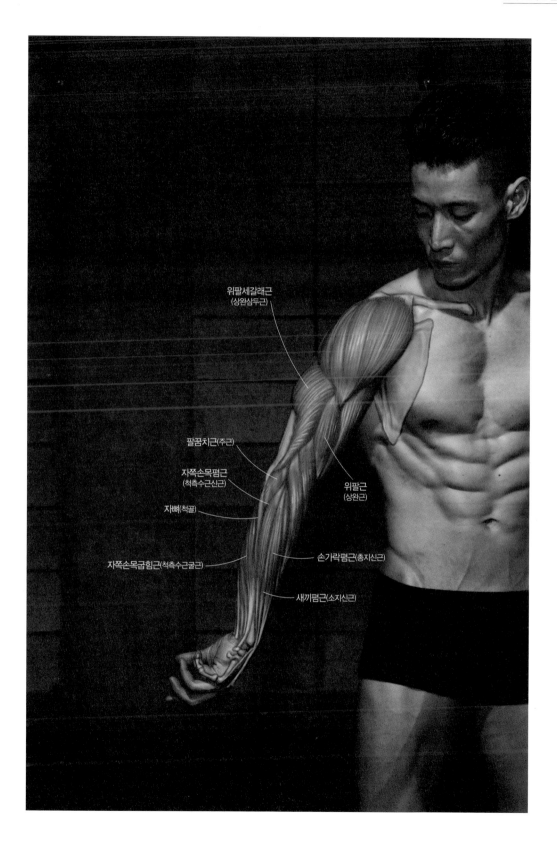

위팔세갈래근
(상완삼두근)

팔꿈치근(주근)

자쪽손목폄근
(척측수근신근)

자뼈(척골)

위팔근
(상완근)

지쪽손목굽힘근(척측수근굴근)

손가락폄근(총지신근)

새끼폄근(소지신근)

팔의 '뒤침(외전, 회외)' 상태에서 점점 '엎침(내전, 회내)' 상태로 변하는 과정. 손의 '뒤침' '엎침' 운동은 아래팔에 의한 것이므로 위팔의 근육은 큰 변화가 없다. 손과 손가락을 굽히는 근육(굴근)은 위팔의 '안쪽위팔뼈융기(내측상과)'에서 시작해 아래팔을 거쳐 손목과 손가락에 닿는다.

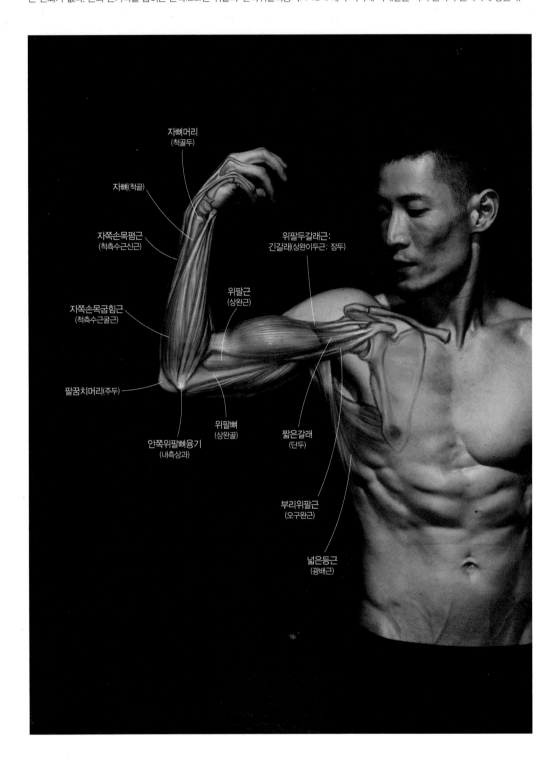

자뼈머리
(척골두)

자뼈(척골)

자쪽손목폄근
(척측수근신근)

위팔두갈래근:
긴갈래(상완이두근: 장두)

위팔근
(상완근)

자쪽손목굽힘근
(척측수근굴근)

팔꿈치머리(주두)

위팔뼈
(상완골)

안쪽위팔뼈융기
(내측상과)

짧은갈래
(단두)

부리위팔근
(오구완근)

넓은등근
(광배근)

어깨뼈의 '부리돌기(오구돌기)'에서 시작해 위팔뼈 안쪽으로 닿아 있는 '부리위팔근(오구완근)'은 가슴근육을 도와 팔을 가슴 쪽으로 끌어당기는 역할을 하며, 팔을 벌리거나 들어 올리면 겨드랑이 안쪽에서 드러난다. 아래팔의 '얕은손가락굽힘근(천지굴근)'은 '자쪽손목굽힘근'과 '긴손바닥근' 사이에서 드러나 보이지만, 손을 움직이는 여러 겹의 근육 중 중간층의 근육에 속한다.

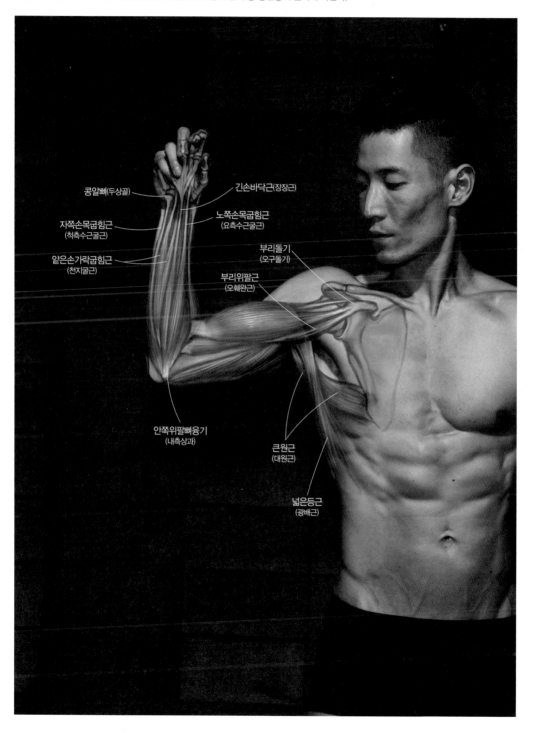

콩알뼈(두상골)

자쪽손목굽힘근
(척측수근굴근)

얕은손가락굽힘근
(천지굴근)

긴손바닥근(장장근)

노쪽손목굽힘근
(요측수근굴근)

부리돌기
(오구돌기)

부리위팔근
(오훼완근)

안쪽위팔뼈융기
(내측상과)

큰원근
(대원근)

넓은등근
(광배근)

'뒤침' 상태의 아래팔근육의 모습. 엄지손가락 쪽(노뼈 방향)에서는 '위팔노근(완요골근)'을 기준으로 굽힘근과 폄근의 경계가 나뉜다.

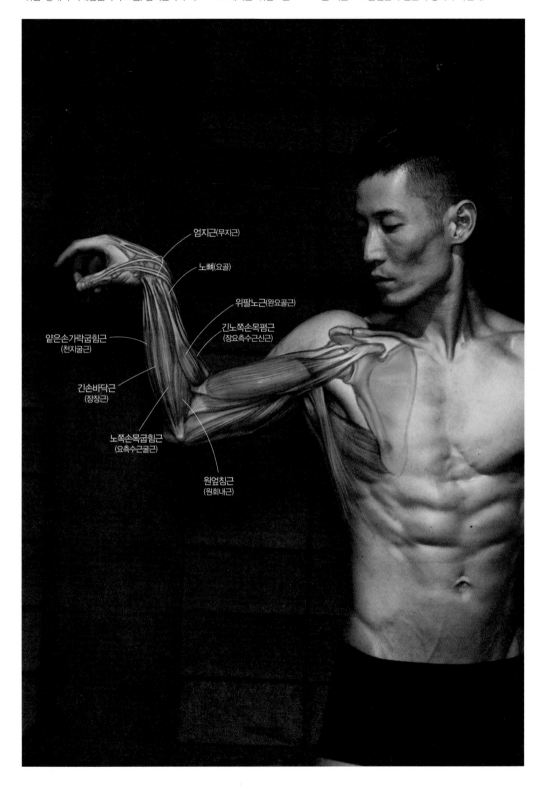

엄지근(무지근)

노뼈(요골)

위팔노근(완요골근)

긴노쪽손목폄근
(장요측수근신근)

얕은손가락굽힘근
(천지굴근)

긴손바닥근
(장장근)

노쪽손목굽힘근
(요측수근굴근)

원엎침근
(원회내근)

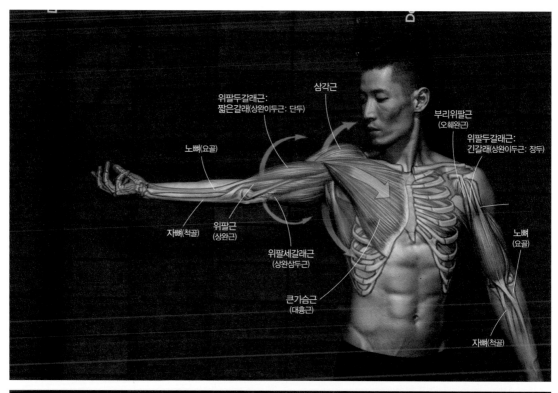

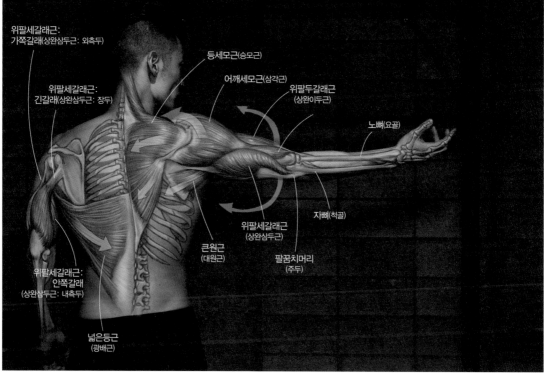

위팔의 근육과 가슴근, 등근육 간의 관계. 화살표는 각 근육의 작용 방향이다.

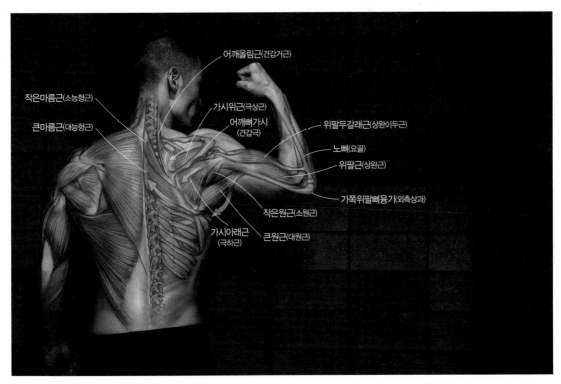

어깨올림근(견갑거근)

작은마름근(소능형근)

큰마름근(대능형근)

가시위근(극상근)

어깨뼈가시
(견갑극)

위팔두갈래근(상완이두근)

노뼈(요골)

위팔근(상완근)

가쪽위팔뼈융기(외측상과)

작은원근(소원근)

가시아래근
(극하근)

큰원근(대원근)

위팔과 어깨뼈에 관련된 등의 깊은층 근육이다.

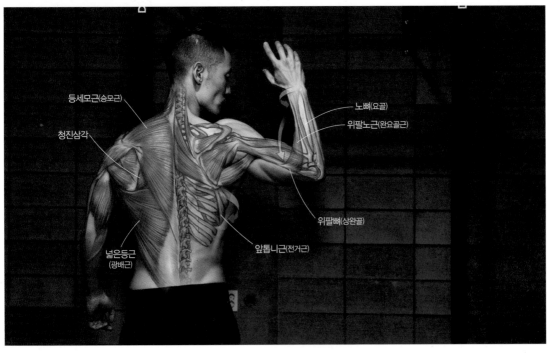

등세모근(승모근)

청진삼각

노뼈(요골)

위팔노근(완요골근)

위팔뼈(상완골)

넓은등근
(광배근)

앞톱니근(전거근)

위팔두갈래근과 위팔근을 도와 팔 전체의 굽힘운동을 돕는 '위팔노근(완요골근)'은 아래팔의 엎침(내전) 운동에도 관여할 뿐 아니라, 팔의 외형을 만들어 내는 중요한 근육이다.

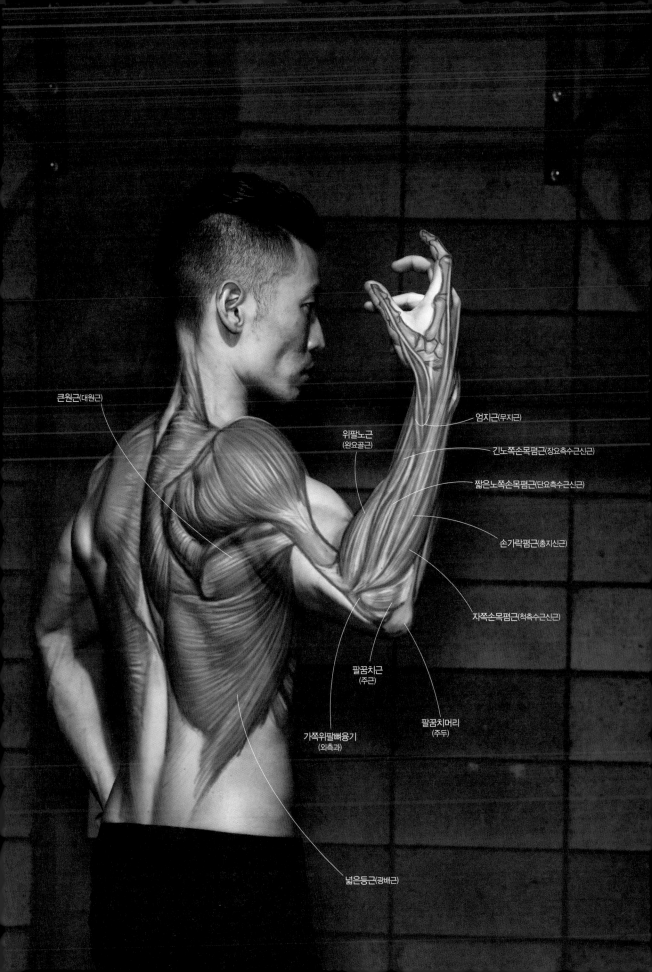

큰원근(대원근)

위팔노근
(완요골근)

엄지근(무지근)

긴노쪽손목폄근(장요측수근신근)

짧은노쪽손목폄근(단요측수근신근)

손가락폄근(총지신근)

자쪽손목폄근(척측수근신근)

팔꿈치근
(주근)

팔꿈치머리
(주두)

가쪽위팔뼈융기
(외측과)

넓은등근(광배근)

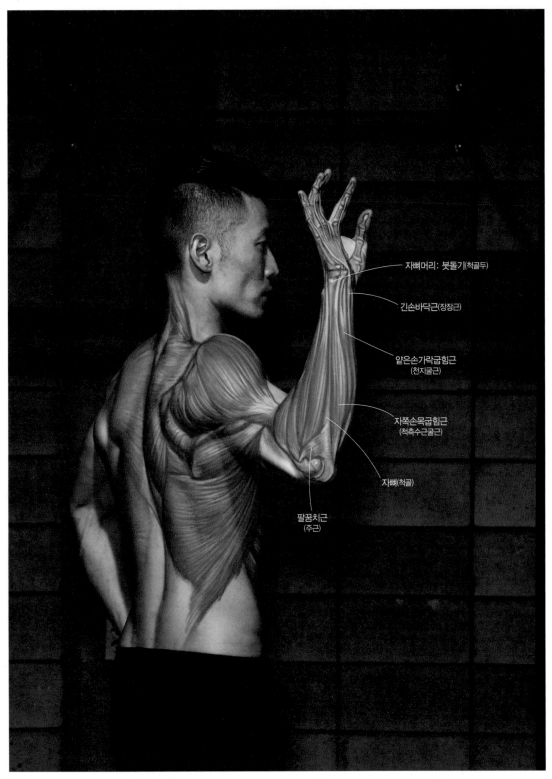

자뼈머리 : 붓돌기(척골두)

긴손바닥근(장장근)

얕은손가락굽힘근
(천지굴근)

자쪽손목굽힘근
(척측수근굴근)

자뼈(척골)

팔꿈치근
(주근)

'엎침' 상태의 아래팔근육. 굽힘근과 폄근 영역의 경계가 되는 '자뼈(척골)'가 선명하게 드러난다. 참고로 뒤침과 엎침이 헷갈린다면 자신의 눈으로 손
바닥을 볼 수 있는 상태를 뒤침, 손등이 보이는 상태를 엎침이라고 생각하면 된다.

Tip

수술한 사람의 재활단계

정형외과 전문의 송동익 (바른세상병원 원장)

어깨나 무릎을 수술할 경우, 수술한 구조물이 안정적으로 회복되도록 일반적으로 일정 기간 고정을 시켜둔다. 이후에는 관절가동운동과 근력운동의 재활치료 과정이 필요하다.

관절가동운동은 수술 후 장기간 고정시켜두느라 굳어버린 관절의 가동 범위를 점차 늘려주는 방법이다. 마사지, 스트레칭 등을 통해 굳어버린 근육과 관절막을 풀어주어 통증을 경감시키고, 근력운동을 할 수 있는 관절 상태로 만들어주는 것이다. 이때 물리치료를 동반한다면 관절가동 범위를 늘리는 것이 보다 수월해진다.

이후 수술한 구조물 또는 그 주변에서 도와주는 역할을 하는 구조물의 강화를 위해 근력운동을 시행해야 한다. 이때는 고무밴드와 같은 약한 저항운동에서 시작하여 점진적으로 횟수와 강도를 늘려가는데, 최종적으로는 수술 이전 또는 그 이상으로 손상 부위의 근육 상태를 복구하는 것이 목표이다.

05

등의 근육

자, 드디어 남자의 상징인 넓고 쫙쫙 갈라진 등근육 차례가 왔다. 먼저 등근육의 구조를 알아보자.

다음 사진을 보며 등운동은 왜 하는지, 어느 부위가 어떤 방향으로 움직이는지를 살펴보자. 또한 등세모근(승모근)이 어디까지이며, 왜 승모근이 등근육에 포함되는지도 확인해보자. 특히 멋진 등의 구성 요건이란 무엇이며, 왜 넓은등근(광배근)과 척주세움근(기립근)만이 아닌 다른 많은 근육이 조화를 이뤄야 하는지도 알아야 한다.

등의 근육은 크게 깊은층 근육과 얕은층 근육으로 구분할 수 있다. 주로 깊은층의 근육은 굽은 몸통을 바로 세우고 호흡을 돕는 데에 얕은층의 근육은 팔이 움직이는 데에 밀접한 관련이 있다.

깊은층의 근육 중 가장 중요한 '척주세움근(척주기립근)'은 척주를 중심으로 목에서 엉치뼈까지 길게 뻗어 있는 3줄기의 근육(가시근, 가장긴근, 엉덩갈비근) 묶음으로 이루어져 있다. 얕은층의 근육인 '등세모근(승모근)'과 '넓은등근(광배근)'은 각각 어깨뼈의 가시와 위팔뼈 안쪽으로 닿아 있어, 팔을 등 쪽으로 끌어당기거나 위에서 아래로 끌어 내리는 작용을 한다. 따라서 가슴을 펴거나 무언가를 잡아당길 때, 턱걸이를 할 때 전적으로 사용되는 근육이라고 볼 수 있다.

등의 근육은 면적이 넓고 큰 힘을 발휘해야 하는 만큼 널힘줄의 모양도 독특하기 때문에, 근육이 발달하면 할수록 특유의 굴곡이 많아지는 경향을 보인다.

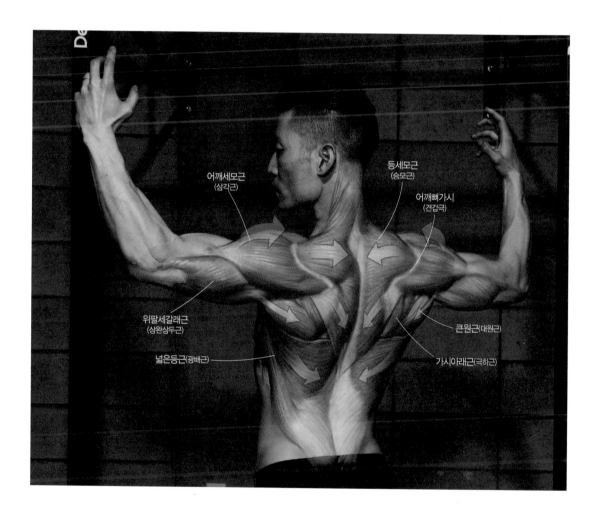

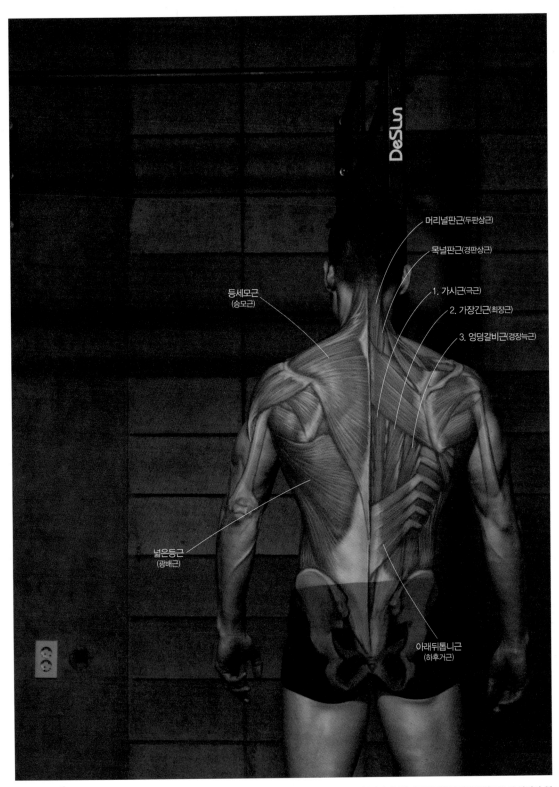

머리널판근(두판상근)

목널판근(경판상근)

1. 가시근(극근)

2. 가장긴근(최장근)

3. 엉덩갈비근(경장늑근)

등세모근
(승모근)

넓은등근
(광배근)

아래뒤톱니근
(하후거근)

DeSun

왼쪽은 등의 얕은층 근육, 오른쪽이 등의 깊은층 근육이다. 척주를 세우는 '척주세움근(척주기립근)'은 '가시근' '가장긴근' '엉덩갈비근'으로 구성되어 있다. '아래뒤톱니근(하후거근)'은 갈비뼈를 아래쪽으로 끌어당겨, 숨을 들이마실 때 가슴우리(흉곽)를 확장시키는 작용을 한다.

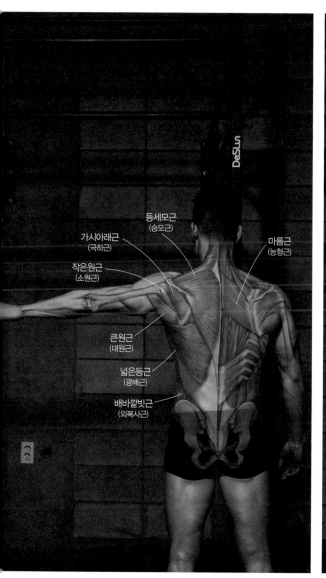

가시아래근
(극하근)

등세모근
(승모근)

마름근
(능형근)

작은원근
(소원근)

큰원근
(대원근)

넓은등근
(광배근)

배바깥빗근
(외복사근)

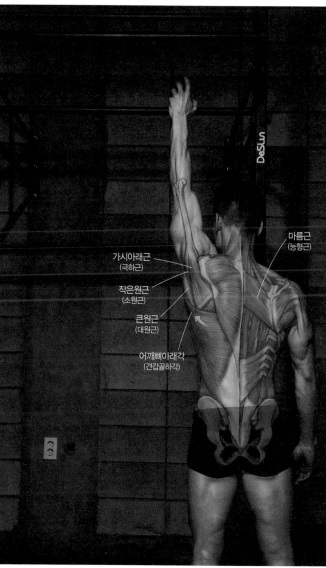

가시아래근
(극하근)

마름근
(능형근)

작은원근
(소원근)

큰원근
(대원근)

어깨뼈아래각
(견갑골 하각)

팔을 수평으로 들어 올릴 때의 어깨뼈와 얕은층 근육의 변화를 주목하여 보자. 위팔뼈는 구조적으로 팔을 들어 올리는 데 한계가 있기 때문에 어깨뼈가 함께 움직여야 한다. 90도 정도 팔을 올릴 때는 어깨뼈의 위상에 큰 변화가 없으나, 완전히 올릴 때의 위팔뼈는 안쪽을 향해 회전하고 어깨뼈는 아래각(견갑골 하각)이 가쪽을 향해 회전하여 옆구리가 돌출된다. 이를 어깨뼈의 '위쪽돌림(상방회전)'이라고 한다.

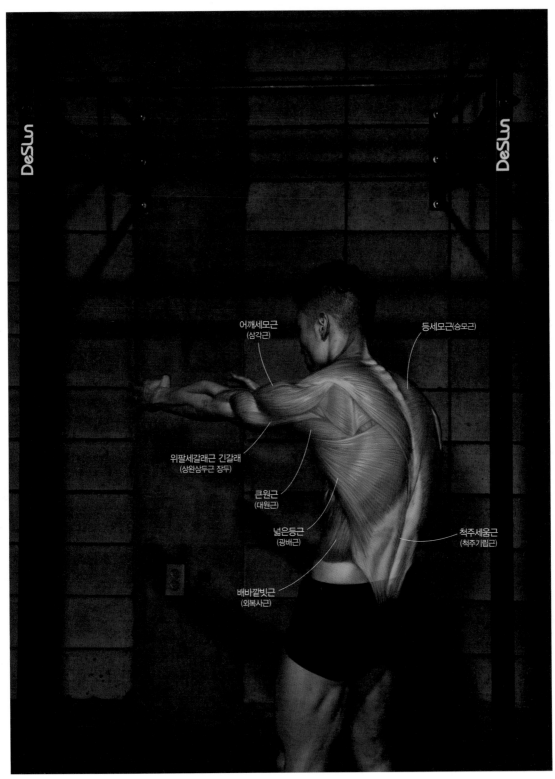

어깨세모근
(삼각근)

등세모근(승모근)

위팔세갈래근 긴갈래
(상완삼두근 장두)

큰원근
(대원근)

넓은등근
(광배근)

척주세움근
(척주기립근)

배바깥빗근
(외복사근)

팔을 정면으로 뻗어 올릴 때의 등근육 모습. 이때는 몸통 앞쪽의 근육(가슴근)이 작용하기 때문에 이완된 등 쪽의 근육은 굴곡이 크게 드러나지 않고, 대신 목과 등세모근 중앙의 척추뼈(가시돌기)가 상대적으로 드러나 보인다.

등의 근육이 수축해 팔이 뒤로 당겨진 모습. 팔을 앞으로 뻗을 때와는 비교도
되지 않을 정도로 많은 굴곡이 생겨난다.

등세모근(승모근)

어깨세모근
(삼각근)

가시아래근(극하근)

큰원근(대원근)

넓은등근(광배근)

앞톱니근(전거근)

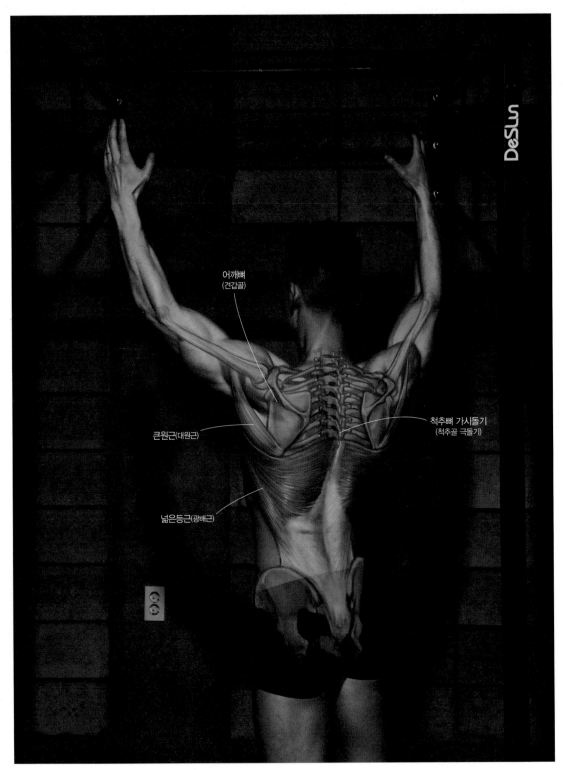

어깨뼈
(견갑골)

척추뼈 가시돌기
(척추골 극돌기)

큰원근(대원근)

넓은등근(광배근)

위로 올린 팔을 아래로 끌어 내릴 때 작용하는 근육. '큰원근(대원근)'과 '넓은등근(광배근)'은 둘 다 팔의 안쪽 비슷한 부분에 닿기 때문에 비슷한 역할을 하나, 근육의 시작점이 어깨뼈인 '큰원근(대원근)'은 주로 팔을 안쪽으로 모으거나 회전시키는 역할을, 등의 중앙 하단에서 시작하는 '넓은등근(광배근)'은 주로 팔을 아래로 강하게 끌어 내리는 작용을 한다는 차이점이 있다.

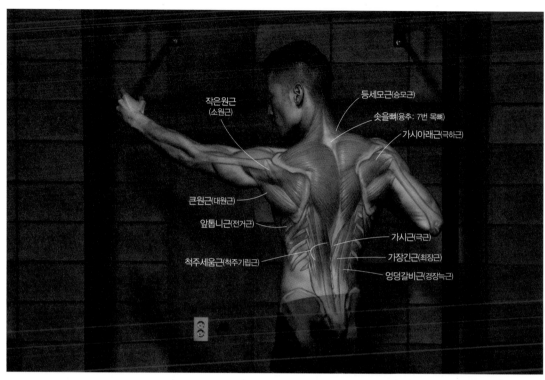

척주를 기준으로 왼쪽은 이완된, 오른쪽은 수축된 등근육의 모습. 척주세움근(척주기립근)의 근육 셋이 하단에서 하나의 힘줄로 합쳐진다.

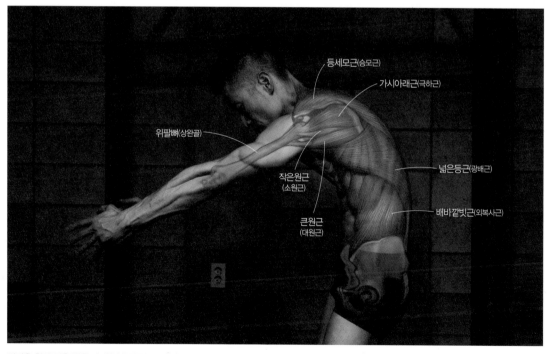

정면을 향해 팔을 뻗을 때의 '넓은등근(광배근)'의 모습과 그 아래로 드러난 '배바깥빗근(외복사근)'과의 관계에도 주목하자.

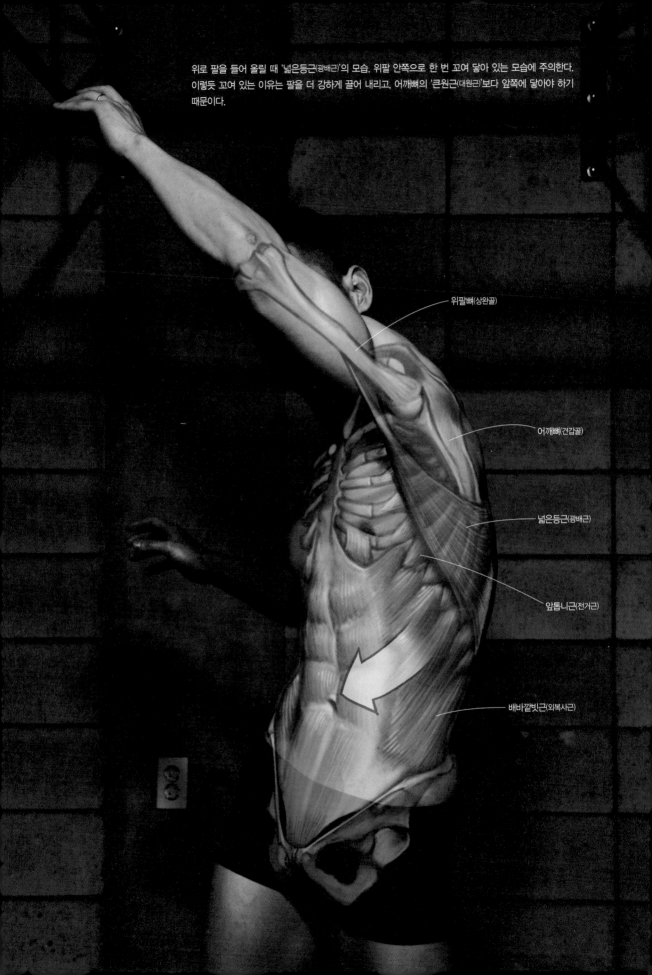

위로 팔을 들어 올릴 때 '넓은등근(광배근)'의 모습. 위팔 안쪽으로 한 번 꼬여 닿아 있는 모습에 주의한다. 이렇듯 꼬여 있는 이유는 팔을 더 강하게 끌어 내리고, 어깨뼈의 '큰원근(대원근)'보다 앞쪽에 닿아야 하기 때문이다.

위팔뼈(상완골)

어깨뼈(견갑골)

넓은등근(광배근)

앞톱니근(전거근)

배바깥빗근(외복사근)

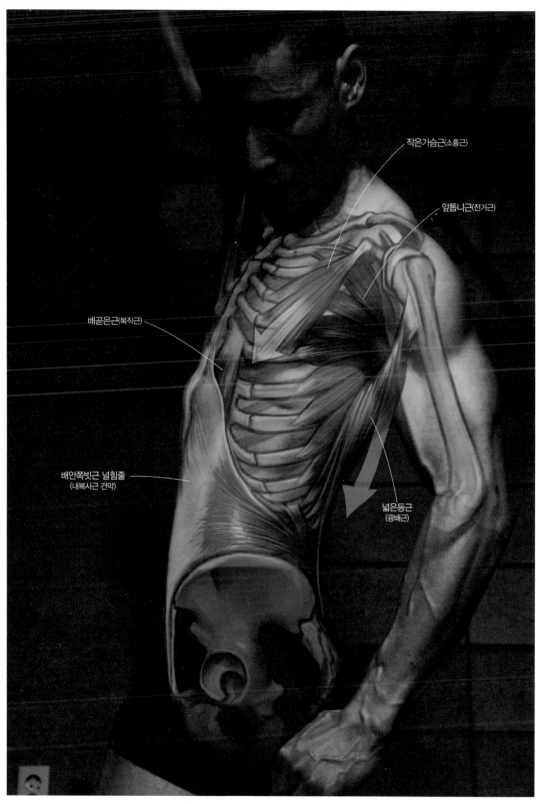

작은가슴근(소흉근)

앞톱니근(전거근)

배곧은근(복직근)

배안쪽빗근 널힘줄
(내복사근 건막)

넓은등근
(광배근)

팔을 뒤로 당길 때 '넓은등근(광배근)'이 몸통으로부터 떨어지지 않는 이유는 넓은등근 하단 안쪽의 근섬유가 '앞톱니근(전거근. 1~9번 갈비뼈)'의 뒤를
이어 가슴우리 하단(10~12번 갈비뼈)에 닿아 있기 때문이다.

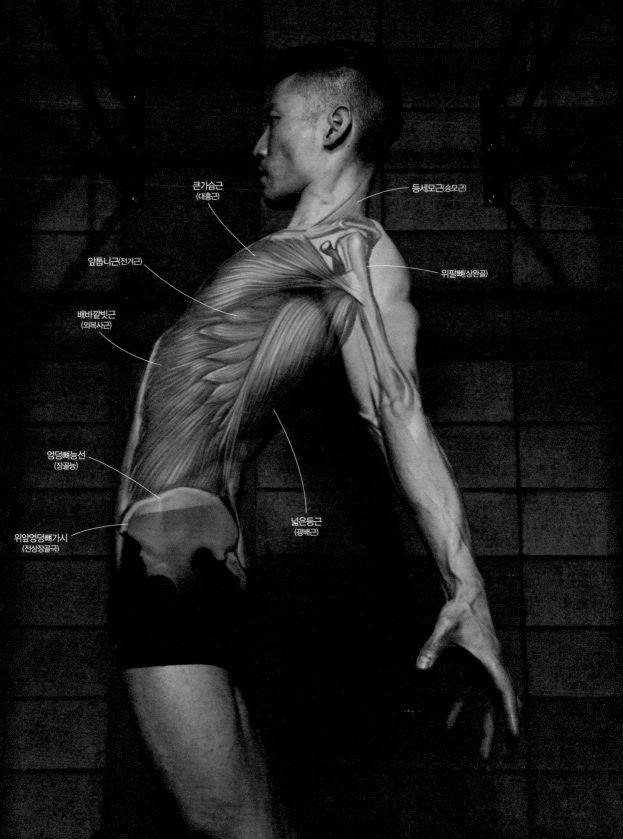

큰가슴근과 배바깥빗근을 포함한 옆구리근육의 전체적인 모습이다.

큰가슴근
(대흉근)

등세모근(승모근)

앞톱니근(전거근)

위팔뼈(상완골)

배바깥빗근
(외복사근)

엉덩뼈능선
(장골능)

넓은등근
(광배근)

위앞엉덩뼈가시
(전상장골극)

등에 호랑이처럼
자글자글한 근육을 가지고 싶은가?

그렇다면 먼저 등근육의 구조부터 보자.

등의 가장 윗부분에는 일종의 뚜껑 같은 개념으로 등세모근(승모근)이 덮여 있다. 승모근을 어깨라 생각하는 이들이 많지만, 사실 승모근은 등을 구성하는 아주 중요한 근육이다. 그리고 넓은 등판의 상징인 광배근, 그 안을 파고드는 허리의 골을 만들어주는 척추기립근, 삼각근 · 넓은등근(광배근) · 승모근 사이에 뿔룩뿔룩 튀어나와 있는 큰원근(대원근) · 작은원근(소원근) · 가시아래근(극하근)이 모두 등근육에 속한다. 일단은 가장 크게 이렇게 볼 수 있다.

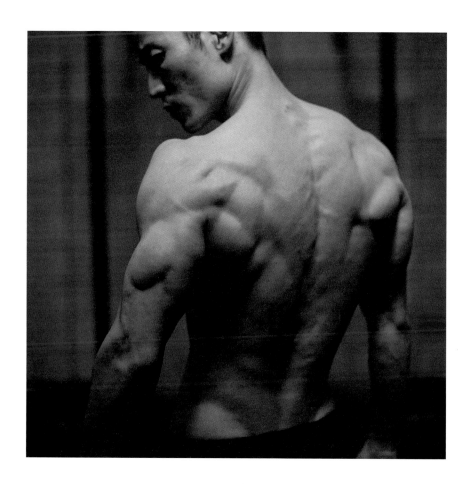

많은 이들은 이렇게 말한다.

"등세모근(승모근)이 커지면 목이 짧아지고 보기 흉해진다."

하지만 승모근은 슈러그 같은 단련을 따로 해주지 않으면 심하게 올라올 일이 없다. 오히려 뒤로 두꺼워진다. 나 또한 승모근운동을 따로 한 적이 없지만, 근육운동과 푸시업을 많이 했기에 승모근도 꽤나 멋지게 만들어져 있다. 푸시업을 할 때도 등근육에 힘이 들어가듯이, 등운동을 할 때도 팔과 어깨에 같이 힘이 들어간다.

일단 승모근에 대한 편견부터 버리자. 승모근이 없다면 멋진 등은 완성될 수 없으며, 다른 부위가 함께 성장한다면 오히려 조화를 이루어 더 멋지게 보일 수 있는 근육이다. 그리고 승모근에 힘이 안 들어가게 하는 운동 방법은 없는 것 같다. 손가락 끝부터 발끝까지 모두 힘이 들어가되, 어디에 더 집중을 하고 더 비중을 두냐의 차이일 뿐이다. 대부분이 가지고 싶어 하는 넓고 갈라진 광배근과 깊게 파인 기립근을 만드는 데에도 어깨와 승모근 등의 모든 근육이 모두 긴장하고 있기에, 따로따로 만드는 방법은 없다고 보면 된다.

이렇게만 운동을 했는데 승모근만 자란다고? 그렇다면 이유는 둘 중 하나이다. 당신이 아직 힘이 없어서 목에 힘이 들어가는 게 유독 부담스럽게 느껴지거나, 또는 유전적으로 그 부위가 유독 잘 자라는 것이거나.

하지만 걱정하지 마라. 다른 부위가 더 발달한다면 충분히 커버할 수 있다.

숄더패킹? 데드행?

자, 지금부터 어떤 자세로 어떻게 운동해야 등근육을 효과적으로 자극할 수 있는지 알아보겠다. 숄더패킹? 데드행? 어느 쪽을 선호하는가?

등근육을 만들려면 오직 늘어남과 줄어듦에 있어 가장 큰 범위로 왔다 갔다 하기 위해 노력해야 한다. 등운동을 할 때는 참 여러 가지 의견이 분분하다. '날개뼈를 고립시키고 해야 한다.' '아니다, 쭉쭉 빼주며 해야 한다' 등등.
그렇다면 내 개인적인 의견은? 흔히들 '숄더패킹(어깨 보호를 위해 날개뼈를 안쪽으로 모으고 해주는 운동 자세)'이라 이야기하는 운동을 처음 하는 이에게 시키면 당연히 못 한다. 등에 힘을 주고 날개를 모으고 버틸 줄 안다는 것은 이미 어느 정도 힘이 있다는 것이기 때문이다.

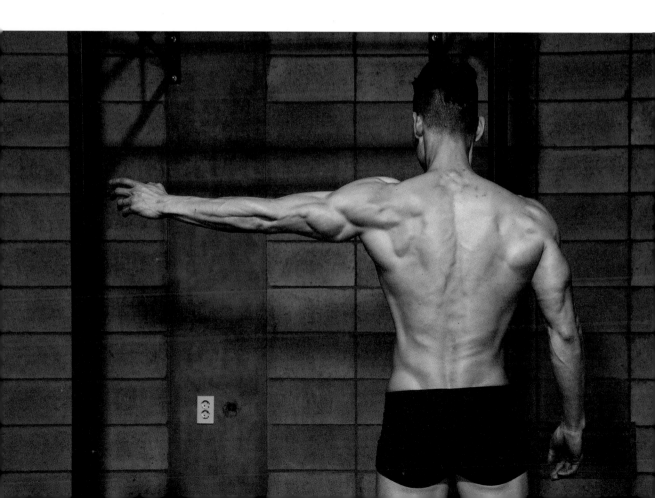

일단은 최선을 다해 내리고, 최선을 다해 당겨라. 그리고 부상? 고급 턱걸이까지 가기 전에는 부상을 당할 일도 솔직히 많지 않다. 다음의 예시 사진을 보자. 숄더패킹 된 자세의 매달리기와 숄더패킹 없이 데드행으로 매달려 있는 자세이다.

나에게 선택하라고 한다면 난 데드행을 선택하겠다.
숄더패킹이 안전하다고? 처음부터 데드행으로 운동하면서 몸을 길들이면, 가동 범위도 처음부터 길어진 상태로 버티면서 조금씩 부상도 당했다가 회복되고, 그렇게 당신의 몸은 길게 늘어났을 때부터 힘을 쓰는 법을 배우게 된다. 적어도 나는 그렇게 했다. 선택은 자신의 몫이지만, 내게 수업을 받으면 나는 데드행으로 길게 늘리라고 시킬 것이다.

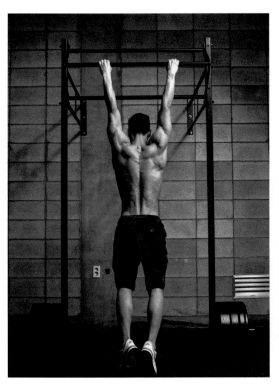
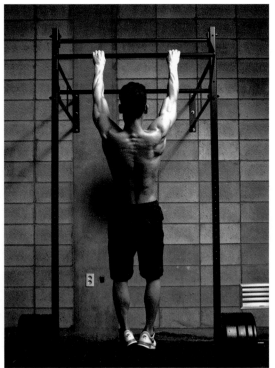

허 리 는 왜
아 치 를 그 려 야 하 는 가 ?

이젠 왜 허리가 아치를 그려야 하는지, 또한 무게는 어디까지 실어야 하는지를 알아보겠다.

난 데드리프트나 스쿼트를 가르칠 때 웬만하면 허리가 곧게 설 때까지는 기본만 시키는데, 거기에도 이유가 있다. 초보자들은 등허리 쪽 근육을 수축시키는 힘이 아직 약하기 때문에 일자로 펴라고 해도 구부정하게 위로 말린 자세를 만들곤 한다. 그래서 이때는 매트에 엎드린 백익스텐션 자세 몇 가지를 몇 달간 시킨다. 스쿼트나 데드리프트를 할 때 허리가 말리는 이유는 유연성이 안 좋아서도, 유전적으로 자세가 안 좋아서도 아니다. 허리와 등에서 당겨주는 힘이 많이 부족하기 때문이다.

스쿼트도 데드리프트도 자세가 안 나온다면 바로 엎드려보자. 그리고 지금 알려주는 백익스텐션 자세를 취해보고 내 몸은 얼마나 올라가는지, 얼마나 버텨지는지 테스트해보자.

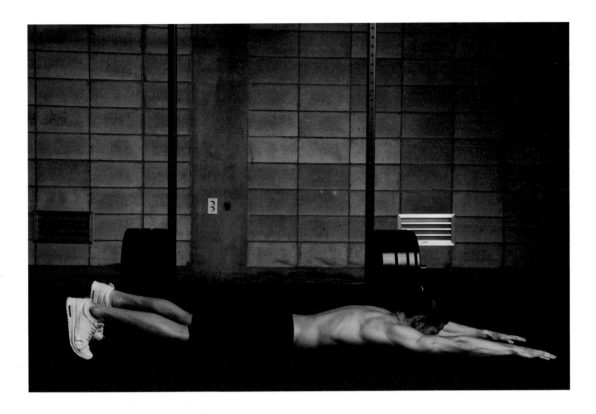

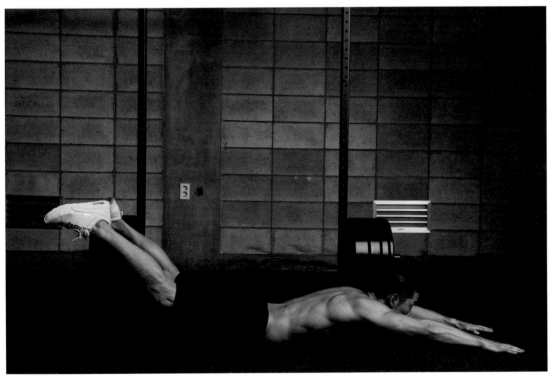

먼저 매트에 엎드려서 다리를 곧게 편 다음, 다리를 최대한 위로 올려서 버텨본다.

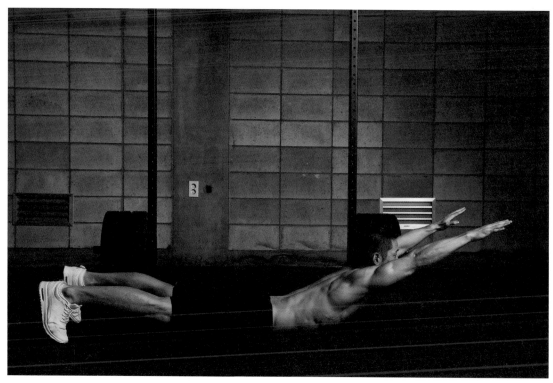

이번에는 다리를 내려놓고, 등허리에 힘을 잔뜩 주며 최대한 상체를 올려본다.

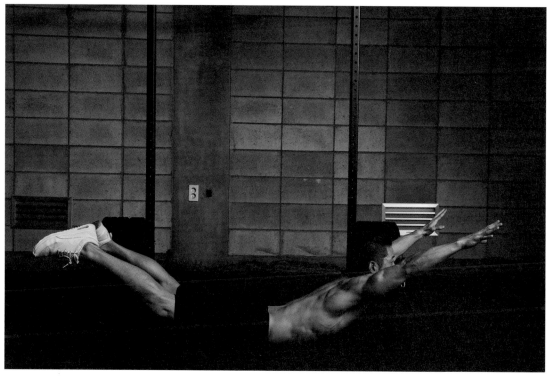

그리고 팔다리를 모두 곧게 펴서 최대한 위로 올리고 버텨본다.

얼마나 올라가든가? 얼마나 버텨지든가?

아마 바닥에서 신체를 떨어뜨리고 버티기만 하는 것도 힘들었을 거다. '아니다, 나는 많이 올렸다'고 생각했지만, 실제로 사진을 찍어서 본다면 '떨어뜨린 거 맞아?'라는 말이 그냥 나올 만큼 아주 조금 떨어져 있을 확률이 높다고 본다.

괜찮다. 그래서 이 책을 보고 배우고 있는 것이 아닌가?

먼저 팔을 곧게 펴서 뻗은 다음 어깨에도 힘이 들어가도록 버티고, 그 상태에서 상하체를 최대한 높게 올려 최대한 많이 올리려고 노력하며 버텨보자. 하루 이틀로는 안 될 거다. 하지만 곧 많이 올라갈수록 허리와 엉덩이에 힘이 들어가는 게 느껴질 거다. 그만큼 받쳐주는 근육이 생겨난 것이기 때문이다. 그리고 다음의 동작을 시시때때로 해주면서 기본적인 뒤판의 근육을 깨워주고, 힘주는 법을 터득해라.

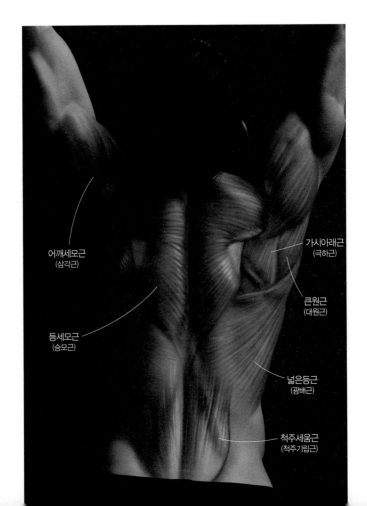

어깨세모근
(삼각근)

가시아래근
(극하근)

큰원근
(대원근)

등세모근
(승모근)

넓은등근
(광배근)

척주세움근
(척주기립근)

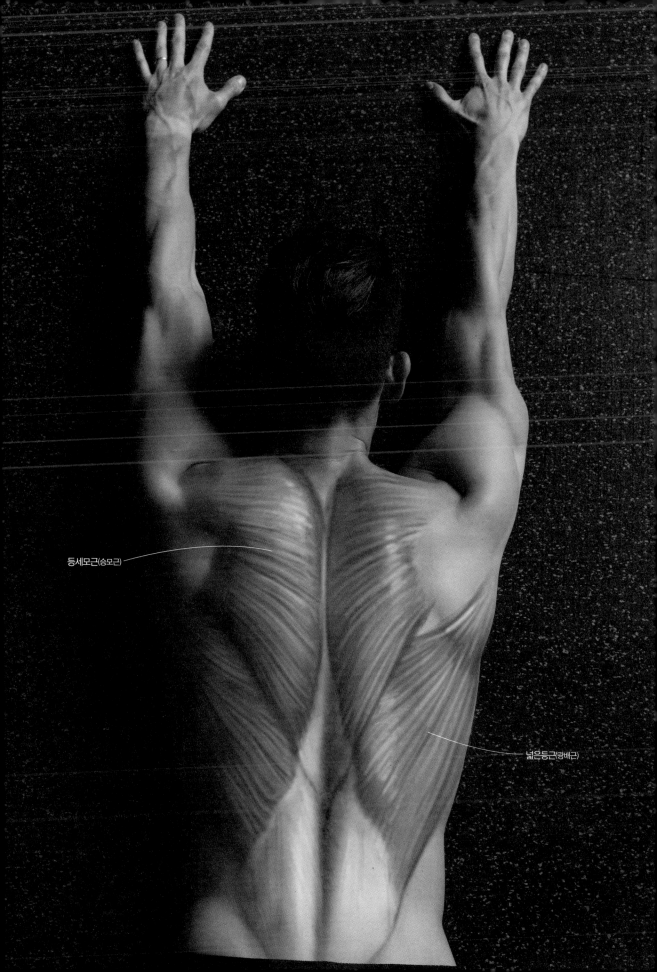

등세모근(승모근)

넓은등근(광배근)

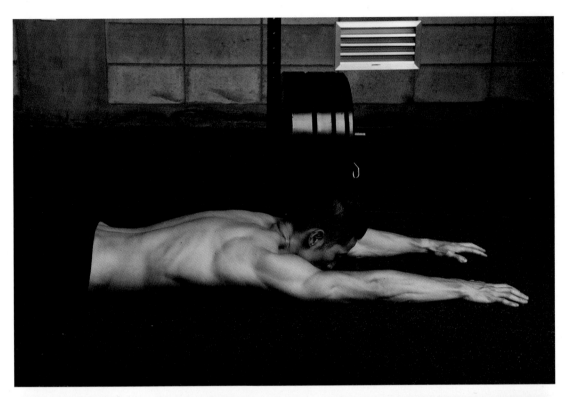

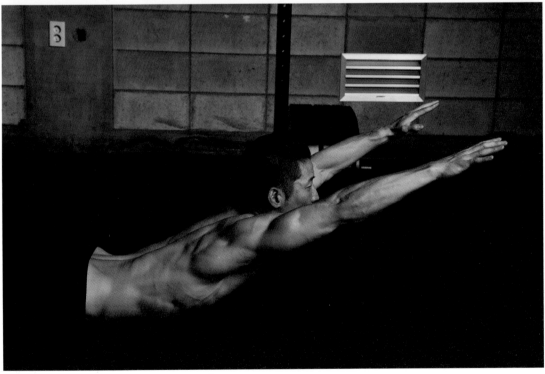

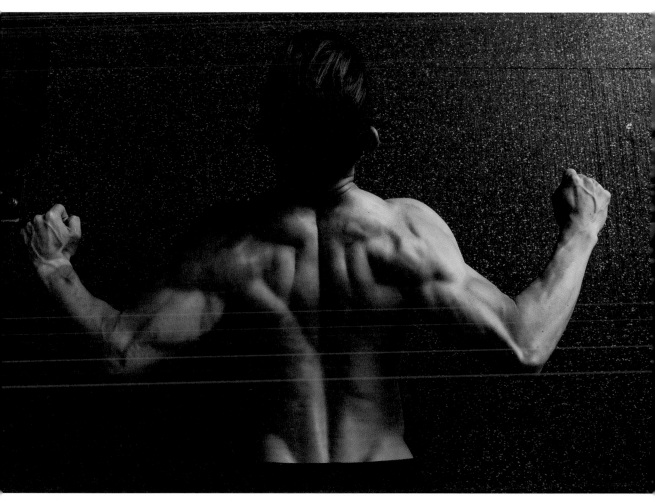

이 동작은 보너스이다. 백익스텐션에서 얻을 수 있는 엉덩이근육과 허리근육, 다리 뒤쪽 근육에 이어, 어깨와 등까지 모두 자극을 줄 수 있는 동작이다.

잡 는 힘 의 중 요 성 과
스 트 랩 사 용 에 대 하 여

본격적인 등운동을 들어가기에 앞서 잡는 힘의 중요성과 스트랩 사용에 대해
이야기해보겠다.

기본 단계에서 논할 만한 것은 아니지만, 기본 단계를 마치고 나면 철봉을 잡
게 될 테니까. 철봉에서 잡는 힘은 아주 중요한 역할을 한다. 매달리는 힘이 안
되는데 어떻게 당길 수 있겠는가? '악력이 안 되는데 웨이트스트랩을 사용하면
안 되냐'는 질문을 아주 많이 받는다.

다시 한 번 이야기하지만, 우리 몸은 균형을 맞추어 성장하려는 성향이 아주 강
하다. 그 때문에 운동을 하며 '뭔가 모자라다' 싶을 때면, 그때 무언가로 대체해
서 대충 넘어가려고 하지 말자. 하나씩 깨나간다는 생각으로 정면 돌파하며 올
라가길 바란다.

참고로 알려주자면 스트랩은 파워리프팅을 하는 선수들의 초고중량 훈련을 위
해서 만든 것이다. 고작 100킬로그램도 안 되는 무게를 들며 쓰라고 만든 것이
아니다. 당신의 몸 안에서 해결하려고 노력해라. 나도 과거에는 사용해봤으나
현재에는 사용하지 않고 있으며, 내가 가르치는 이들도 쓰지 못하게 하고 있다.
그래야 손목 부위와 팔꿈치 아랫부분도 멋지게 성장한다.

데 드 리 프 트

데드리프트는 말 그대로 '죽은 것을 당기는', 곧 '바닥에 닿아 있는 무언가를 들어 올리는' 동작이다. 지금 소개할 자세는 정통 웨이트트레이닝의 데드리프트와는 조금 다른 자세이다.

데스런은 헬스장에 갈 여력이 안 되는 사람들을 위해, 집에 있는 물건을 최대한 활용해서, 할 수 있는 운동 동작을 최대한 많이 만들어주는 것이 목표였다. 그러다 보니 책을 넣은 가방이나 생수병 2리터 6개들이 묶음 등을 들고 운동할 수 있도록 데드리프트 자세를 고쳐서 만들어야 했다.

바벨이나 덤벨로 데드리프트를 하면 바닥에서 20센티미터 또는 그보다 바닥에 가까이 내려갈 수 있다. 그래서 허리와 엉덩이 모든 부위에 충분한 자극을 줄 수 있다.

그러나 가방이나 생수병은 기본적으로 40센티미터 정도 길이라서, 바닥에 닿을 때까지 내려가 봐야 엉덩이와 허리에 자극을 주기에는 가동 범위가 턱도 없이 모자라다. 그래서 지금 당신이 들고 운동할 그 도구를 가지고 엉덩이와 그 아랫부분과 허리에 자극이 가도록 자세를 취해보니, 정석적인 자세보다 상체는 더 숙여지고 엉덩이는 더 올라가고 다리는 더 펴지는 자세가 되었다.

물론 중량을 들고 저렇게 뽑으면 허리 나가는 거 맞다. 하지만 당신이 들고 있는 것은 10~20킬로그램짜리 생수의 무게가 전부이다. 의심하지 말고 한번 해보자.

로우와 마찬가지로 바벨이나 덤벨을 잡고 하는 것이 대중적이지만, 양쪽에 2리터짜리 생수병 6개들이 1묶음을 들고 하면, 양쪽 합쳐서 24킬로그램이 된다. 일부러 동작 시연에 서는 아무것도 들지 않고 자세를 취했다. 이 동작을 따라할 때 라텍스밴드나 튜빙밴드 또는 가방 양쪽에 비슷한 무게의 책을 넣고 잡는 등의 방법을 쓸 수 있도록 말이다. 적은 무게라도 정확한 자세로 집중한다면 충분하다.

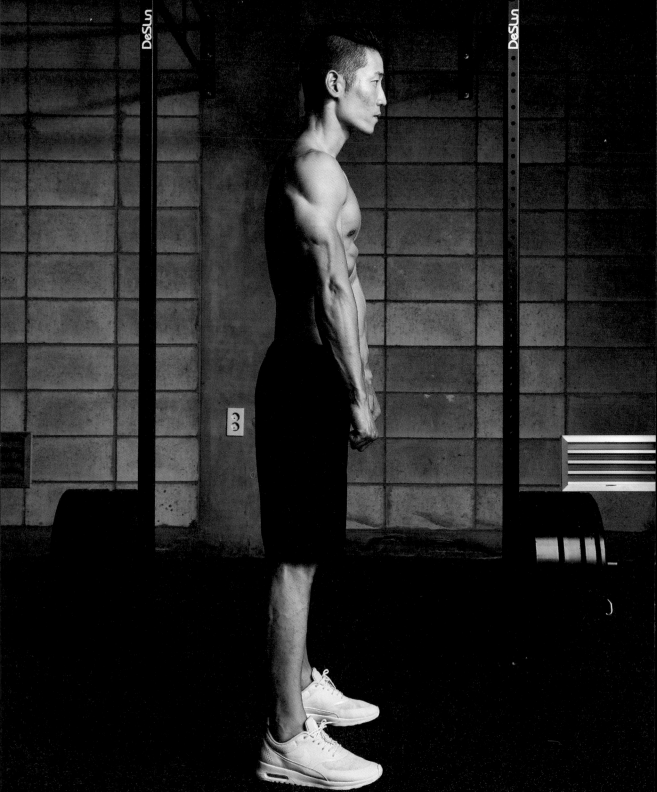

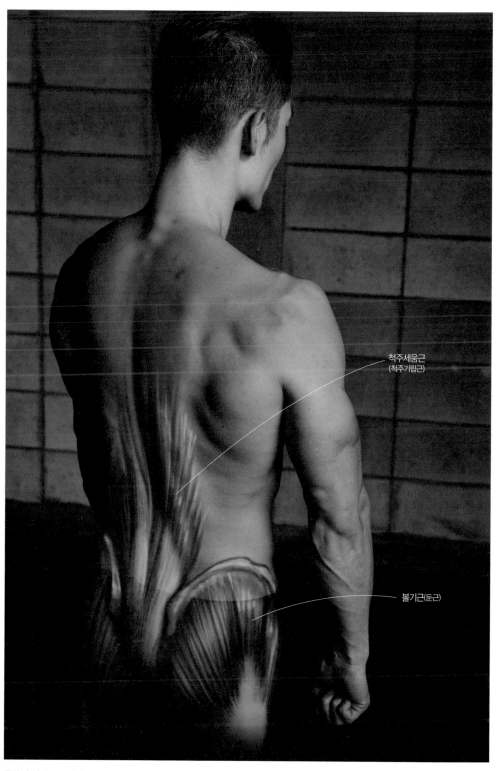

척주세움근
(척주기립근)

볼기근(둔근)

중량이 되어줄 무언가를 잡고서 허리를 곧게 펴고 선다.

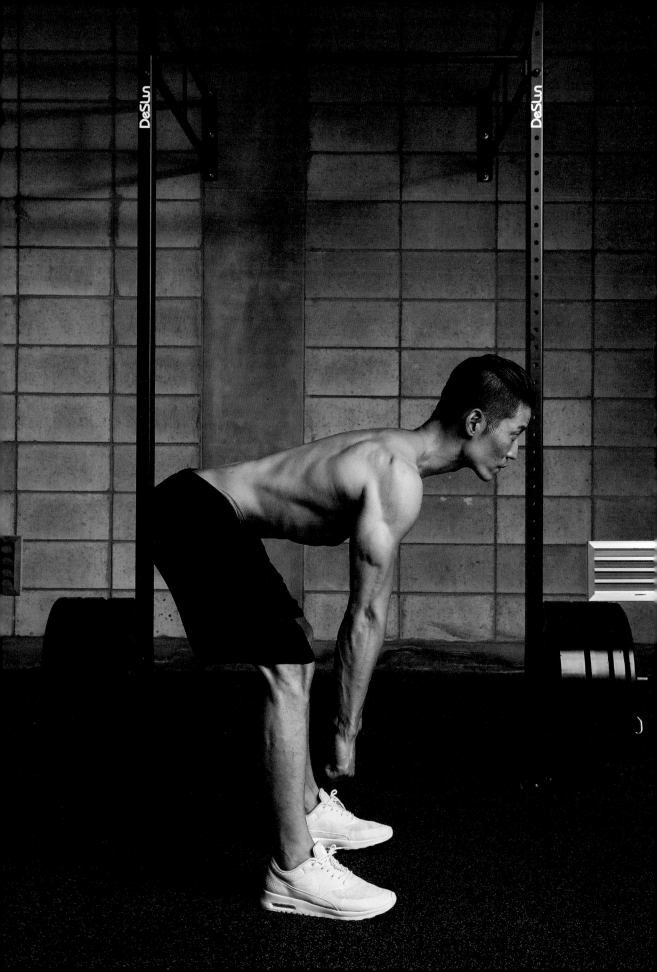

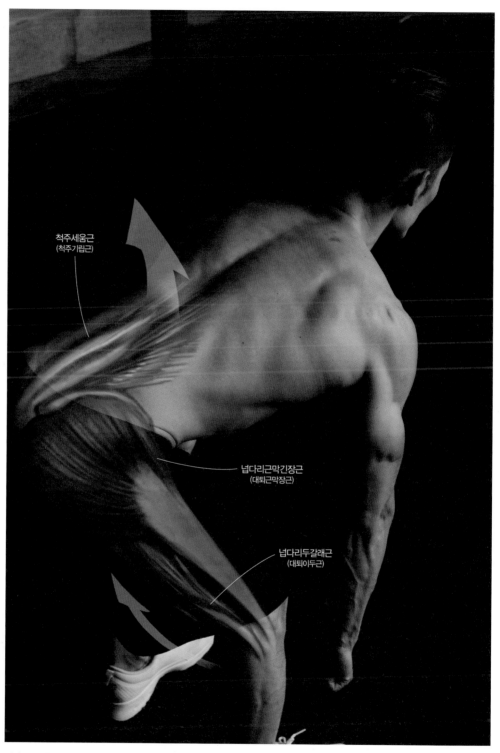

척주세움근
(척주기립근)

넙다리근막긴장근
(대퇴근막장근)

넙다리두갈래근
(대퇴이두근)

허리를 곧게 펴고 엉덩이를 뒤로 빼면서, 상체를 곧게 펴 내린다.
이때 팔은 바닥에 수직이 되도록 한다. 무게가 무거울 필요는 없으며, 허리와 다리 뒤쪽에 강한 자극이 느껴지도록 천천히 동작을 유지해야 한다. 이때는 '지구를 뽑아 올린다'고 생각하자. 안정된 자세로 정말로 무거운 물건을 뽑아 올린다고 생각해야 한다.

벤트오버 로우

'벤트오버'는 상체를 숙인 상태를, '로우'는 당기는 것을 말한다. 상체를 숙이는 각도는 여러 가지의 방법이 있겠으나, 나는 상체를 거의 완전히 숙이고 하는 것을 좋아한다. 자극 범위가 가장 크기 때문이다.

척주세움근(기립근), 큰볼기근(대둔근), 햄스트링의 3가지가 강하게 잡아줄 수 있는 만큼 깊숙이 내려갈 수 있다. 아직 가동 범위가 안 나오고 버티는 것만으로 힘들다면, 상체 각도를 조금 세우고 해도 좋다. 운동의 포인트는 넓은등근(광배근)과 등세모근(승모근)과 마름근(능형근)이다.

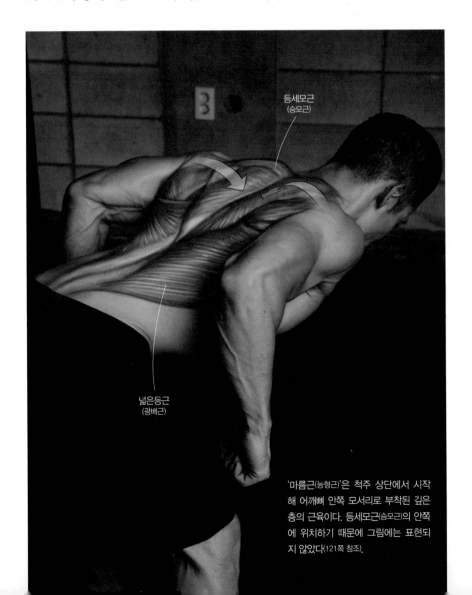

등세모근
(승모근)

넓은등근
(광배근)

'마름근(능형근)'은 척주 상단에서 시작해 어깨뼈 안쪽 모서리로 부착된 깊은 층의 근육이다. 등세모근(승모근)의 안쪽에 위치하기 때문에 그림에는 표현되지 않았다(121쪽 참조).

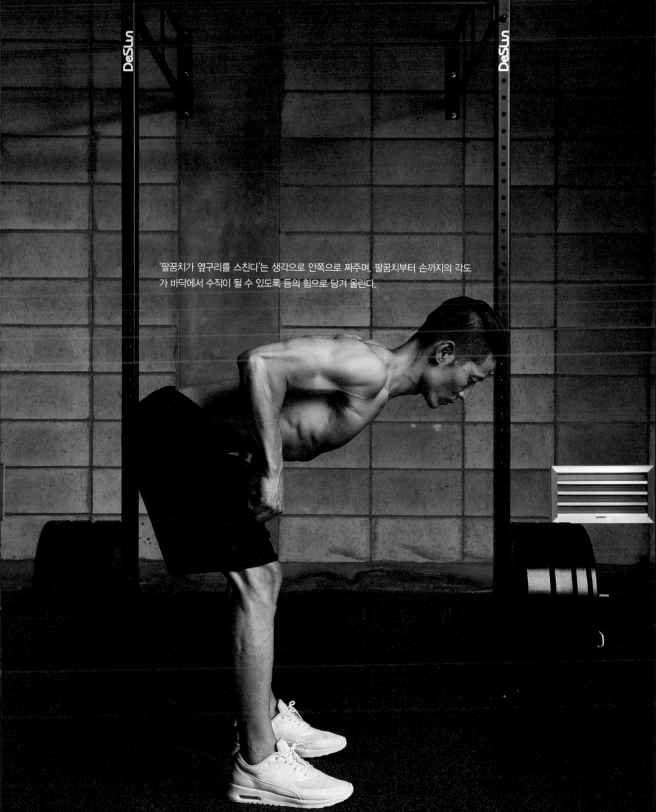

'팔꿈치가 옆구리를 스친다'는 생각으로 안쪽으로 짜주며, 팔꿈치부터 손까지의 각도
가 바닥에서 수직이 될 수 있도록 등의 힘으로 당겨 올린다.

평 행 봉 로 우 와 테 이 블 로 우

이번에는 로우를 조금 더 맨몸으로 받아보고 싶거나, 집중적으로 등운동을 하고 싶은 이들을 위한 운동법이다. 집에 있는 테이블을 사용해서 당길 수 있도록 만들었다.
맨몸운동의 꽃인 턱걸이를 할 수 있는 기본을 갖추려면 당기는 운동을 익숙하게 해내야 한다. 턱걸이를 몇 개 당길 수 있는 능력이 없다면 다음의 운동을 열심히 해보자.

집에 이런 평행봉이 없는 건 당연하다. 평행봉 로우와 테이블 로우가 같은 효과를 낼 수 있다는 점을 보여주려기 위한 사진이다. 그냥 로우와는 달리, 중력의 반대 방향에서 힘을 받기 때문에 운동을 하려는 부위에 조금 더 자극을 주기 쉬운 자세이다. 로우 동작으로 내 몸무게의 3분의 1정도를 당겨준다고 생각하면 된다.

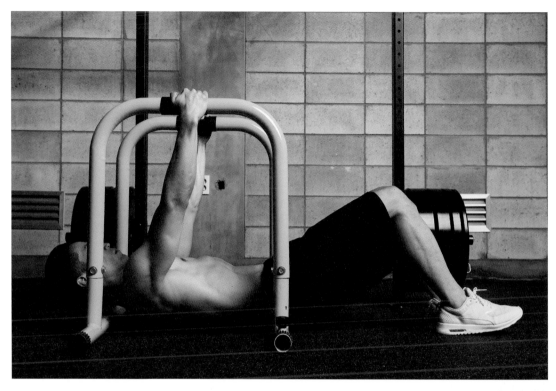

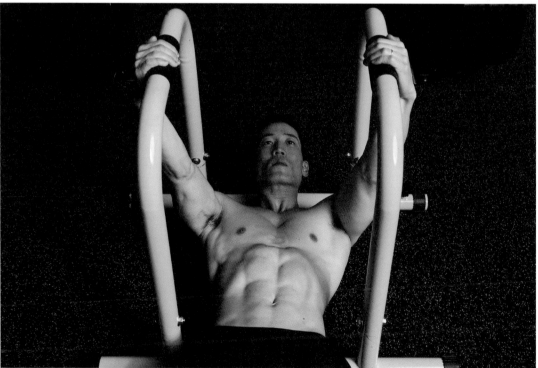

평행봉에 매달려 팔을 곧게 펴고, 무릎을 90도 정도로 접고 자리 잡는다.

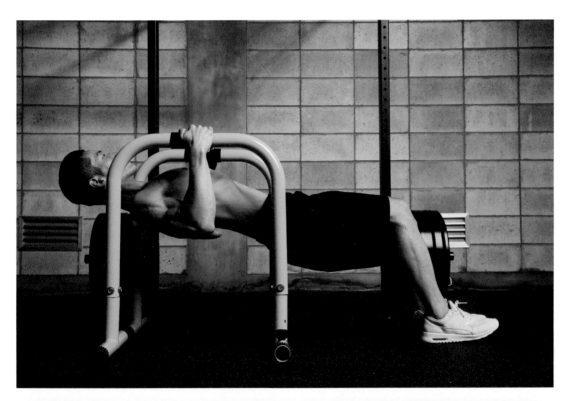

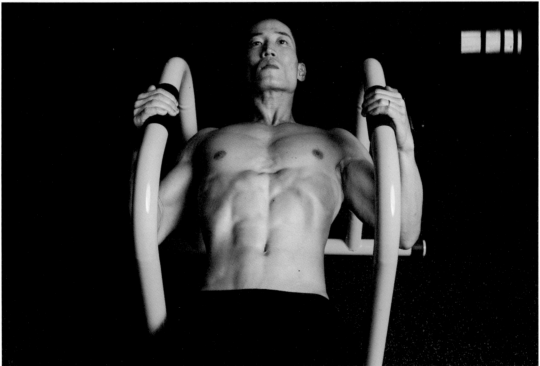

'봉과 봉의 사이에 연장선이 있다' '그 연장선에 명치를 가져다 댄다'는 생각으로 가슴을 앞으로 내밀어 날개뼈를 뒤로 모으고, 팔꿈치 각도는 바닥에 수직이 되도록 당겨준다.

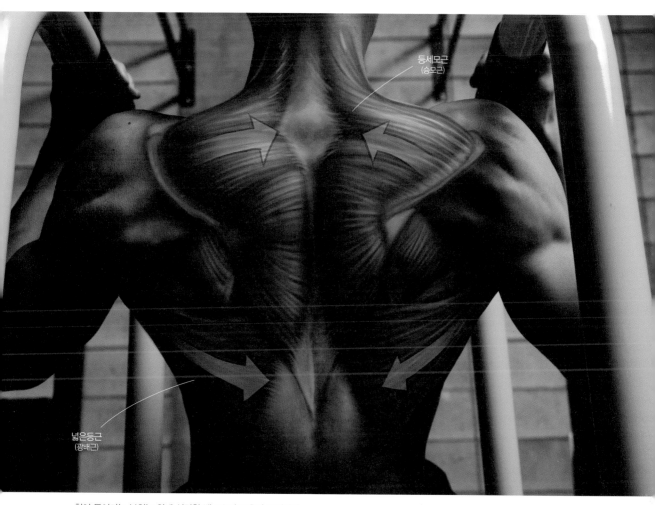

등세모근
(승모근)

넓은등근
(광배근)

힘이 들어가는 부위는 위에 설명한 벤트오버 로우와 동일하다.

사진 속 테이블은 실제로 내가 수업하는 곳에서 쓰는 테이블이다. 보통 저 정도 높이의 책상이나 식탁이 집에 있을 것이다.

테이블 안쪽을 좁게 잡고 하는 로우는 조금 더 안쪽에, 테이블 바깥쪽을 넓게 잡고 하는 로우는 조금 더 바깥쪽에 자극을 줄 수 있다고 생각하면 된다. 큰 의미는 없으며 일단은 많이 당기는 것이 중요하다.

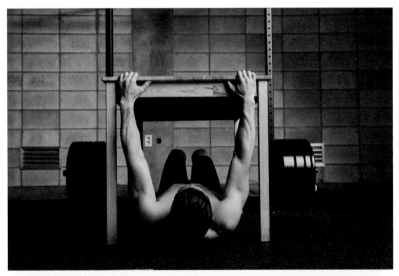

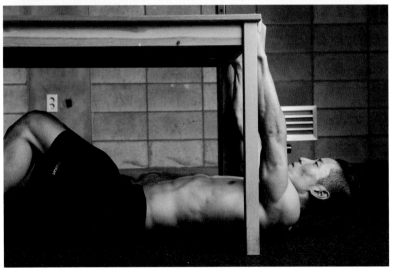

테이블의 앞쪽을 잡고 팔을 곧게 펴고, 무릎 각도는 90도 정도로 하고, 등을 바닥에서 띄운다.

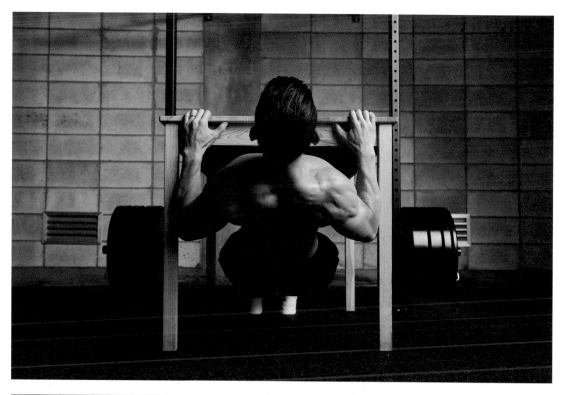

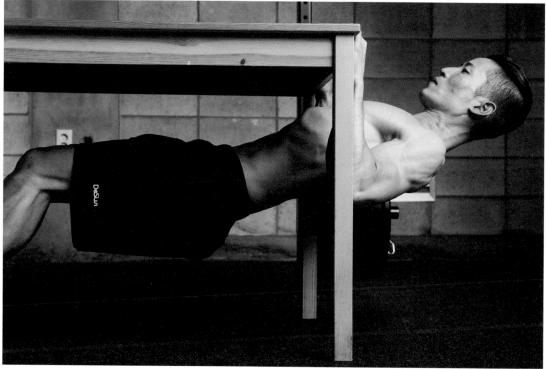

'테이블에 명치를 가져다 댄다'고 생각하며 가슴을 앞으로 내밀어 날개뼈를 뒤로 모아준다. 이때 팔꿈치 각도는 바닥과 수직이 되도록 당겨준다.

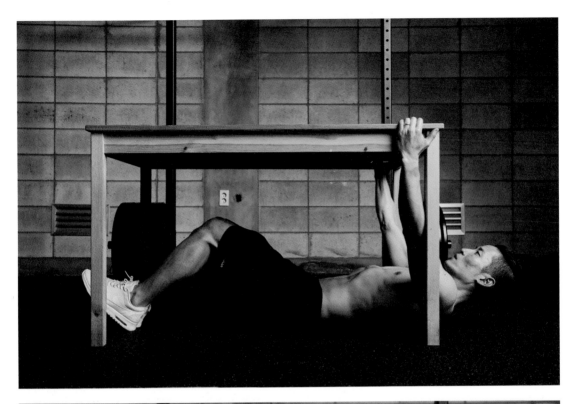

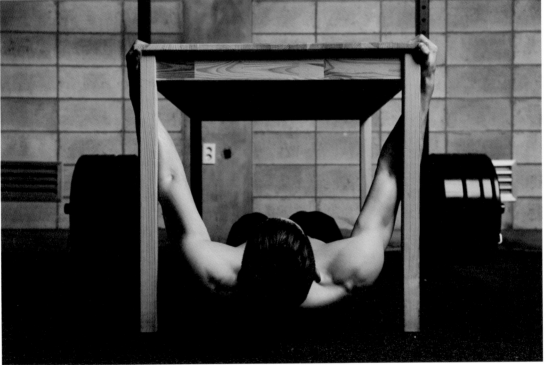

테이블의 바깥쪽을 잡고 팔을 곧게 편 다음, 무릎은 각도 90도 정도로 하고, 등을 바닥에서 띄운다.

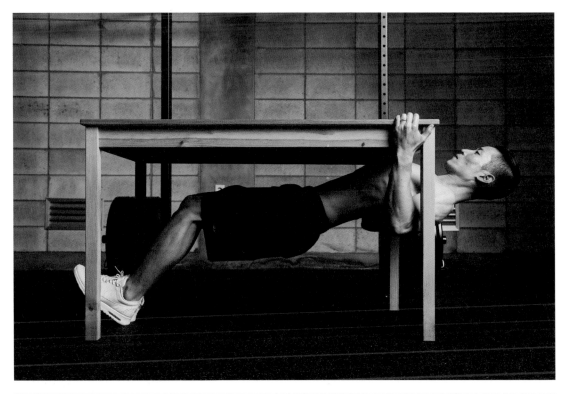

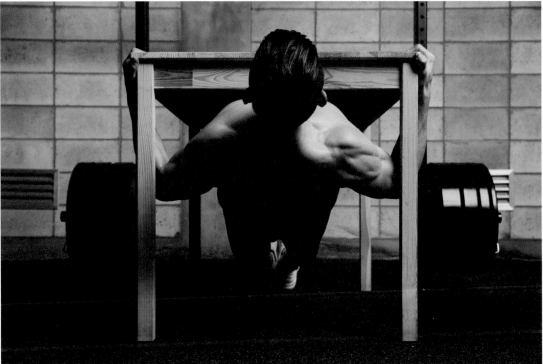

'테이블에 명치를 가져다 댄다'는 생각으로 가슴을 앞으로 내밀며 날개뼈를 뒤로 모아주고, 팔꿈치 각도는 바닥에 수직이 되도록 당겨준다.

Tip

관절통증과 운동의 상관관계

정형외과 전문의 송동익 (바른세상병원 원장)

어깨, 무릎, 허리는 사람의 몸에서 운동 시 부하가 많이 걸리는 부위이다. 따라서 이 부위를 움직여주는 근육과 잡아주는 인대에 지속적으로 자극이 갈 수밖에 없으며, 이로 인해 관절에 염증이 생기거나 인대나 근육에 손상이 생기기도 한다.

가벼운 염증, 인대나 근육의 염좌 또는 경도파열의 경우 스트레칭이나 마사지 등으로 아픈 근육을 풀어주며 조금 쉬어주면 통증의 정도가 점차 약해진다. 하지만 과도하게 운동을 했거나 운동 중에 관절이 꺾이거나 어긋나는 충격이 있었다면, 인대나 근육에 심한 파열이 일어날 수 있고 이로 인해 심각한 부상을 초래하게 된다.

물론 운동을 하는 과정에서 어느 정도의 근육 자극은 근육의 미세파열과 회복의 과정을 거치는 동안 근육이 점차 강해지는 결과는 얻을 수가 있다. 그러므로 모든 관절에서 일시적인 근육통이 발생할 수 있으며, 이게 단순 근육통인지 아니면 근육과 인대에 손상이 온 것 인지를 일반인이 알아내기에는 한계가 분명하다.

운동 중이나 운동 후에 이제까지 없던 통증이 있다면 운동을 1~2일 정도 쉬어본다. 그런 다음 스트레칭 등의 준비운동을 충분히 하고 나서, 이전보다 1단계 낮은 운동을 해본다. 운동을 다시 시작하기가 힘들거나, 시작은 했지만 진행 중에 통증이 점차 심해진다면 운동을 멈추고 치료받는 것이 좋다. 물론 운동을 처음 시작하는 단계인지, 꾸준히 오랫동안 해온 사람인지에 따라 조금씩 결과가 다르다. 그러나 손상된 부위에 부종이 심하거나 이전에 느껴보지 못한 통증 양상을 보인다면 즉시 병원 진료를 받는 것이 좋다.

05

'가슴근(흉근)'은 몸통의 정면에 위치해 팔을 안쪽으로 끌어모으는 역할을 하는
근육을 통칭한다.

가슴근 중 가장 크고 대표적인 근육인 '큰가슴근(대흉근)'은 '빗장갈래' '복장
갈래' '배갈래'의 3부분으로 나눌 수 있다. 순서대로 위팔뼈를 향해 꼬여 붙어
서(일러스트 참고) 함께 수축하면 물건을 강하게 껴안는 작용 외에, 따로 수축하
면 팔을 끌어 올리거나 내리고, 앞쪽으로 회전시키는 등의 다양한 작용을 수
행한다.

'작은가슴근(소흉근)'은 큰가슴근 안쪽에 위치해 겉으로 드러나지는 않는다. 갈
비뼈에서 시작해 어깨뼈의 '부리돌기(오구돌기)'를 향해 닿아 있으며, 큰가슴근
을 도와 팔을 안쪽으로 당기거나 끌어 내리는 작용을 한다.

가슴,
어깨의 근육

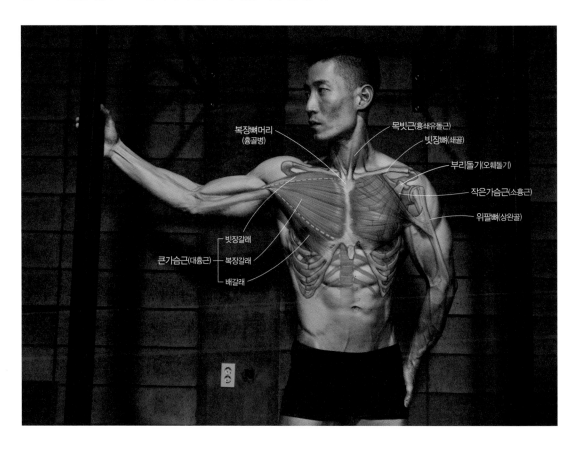

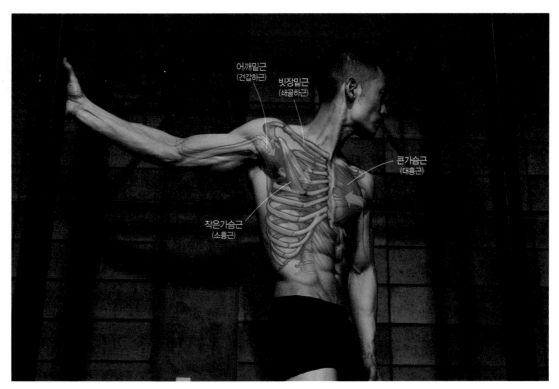

'빗장밑근(쇄골하근)'은 빗장뼈를 아래 앞쪽으로 당기는 역할을, 작은가슴근(소흉근)'은 어깨뼈를 앞과 아래로 당기는 역할을, '어깨밑근(견갑하근)'은 어깨뼈 안쪽에서 시작해 위팔뼈 머리에 붙어 가슴근을 보조하는 역할을 한다.

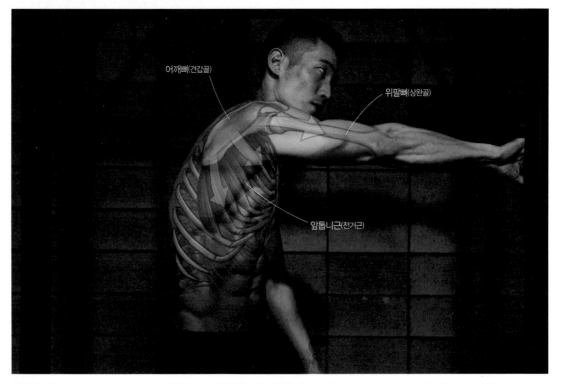

'앞톱니근(전거근)'은 어깨뼈 안쪽에서 시작해 갈비뼈(1~9번)로 닿아 있으면서 어깨뼈를 앞쪽으로 강하게 당기는 작용을 한다. 주로 엎드릴 때 쓰인다.

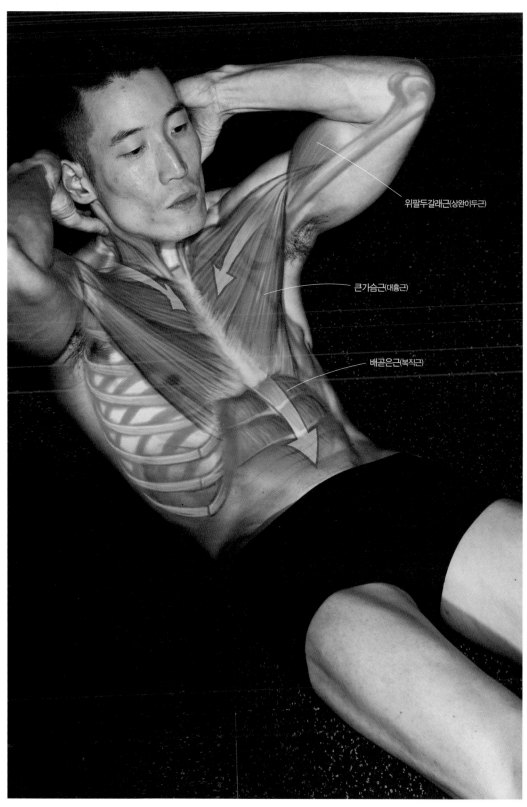

위팔두갈래근(상완이두근)

큰가슴근(대흉근)

배곧은근(복직근)

큰가슴근(대흉근)과 위팔두갈래근(상완이두근)과 배곧은근(복직근)의 관계를 한눈에 알 수 있다. 큰가슴근(대흉근)은 3갈래(빗장갈래, 복장갈래, 배갈래)가 함께 수축하면서 팔을 강하게 안쪽으로 끌어모은다.

숄 더 프 레 스

어깨세모근(삼각근)의 앞면과 옆면 그리고 위팔세갈래근(상완삼두근)과 등세모근(승모근)의 윗부분을 자극시킬 수 있는 운동법이다.

맨몸어깨운동은 물구나무와 푸시업이 으뜸이지만, 운동을 처음 시작하는 이로서는 기본적인 힘이 있어야 가능하기 때문에, 일단 가벼운 무게를 수직 방향으로 밀어 올리며 근육을 깨워준다는 생각으로 접근하면 된다. 그렇지만 막상 밴드나 5킬로그램짜리 덤벨만 잡고 제대로 천천히 해봐도 꽤나 빨리 힘든 지점이 올 것이다.

어깨의 경우 현대인의 삶에서 그다지 활용할 일도 없다. 생각해봐라, 실생활에서 어깨 위로 뭔가 들어 올릴 일이 몇 번이나 있는가? 잘 없기에 그만큼 퇴화되고 굳어 있어서 처음에 제일 힘들게 다가올 수 있는 근육 부위이다. 좌절하지 말고 조금씩 천천히 늘려가 보자.

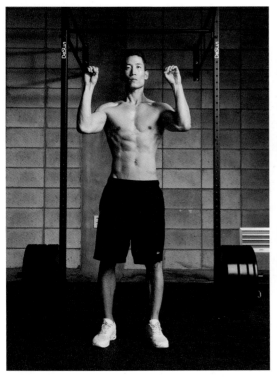 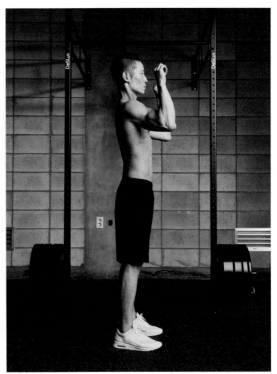

먼저 가벼운 덤벨이나 라텍스밴드 등을 잡는다. 그런 다음 손을 얼굴 높이에 두고 손바닥이 앞을 향하도록 세팅하고 선다. 옆에서 봤을 때 팔꿈치부터 손목까지의 각도가 바닥에서 수직이 될 수 있도록 한다. 머릿속으로 손의 위치는 그대로 유지한 채 팔꿈치만 앞으로 최대한 민다고 생각하면 사진의 자세가 나올 것이다.

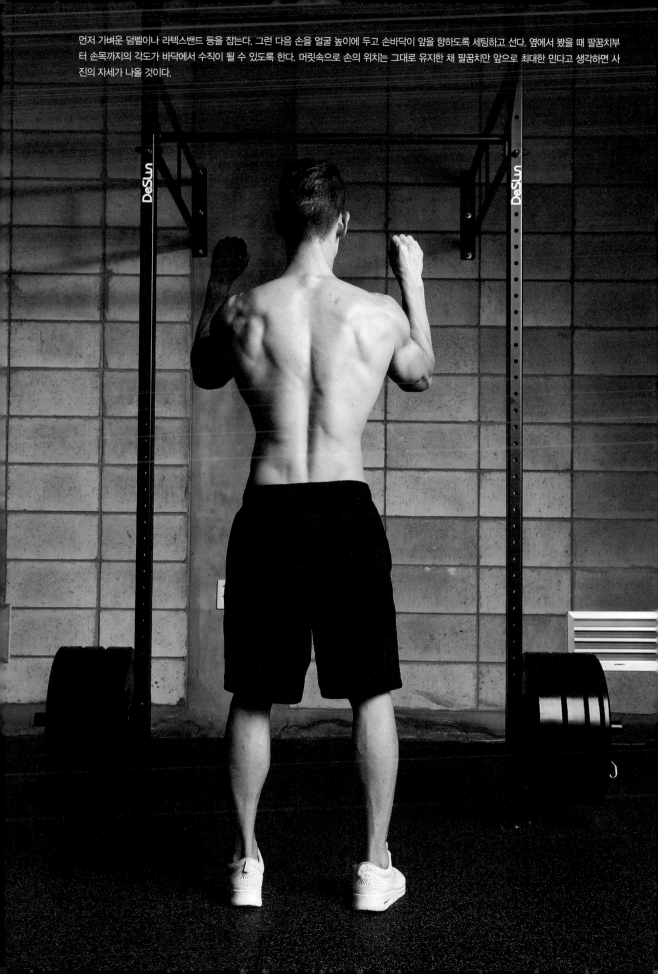

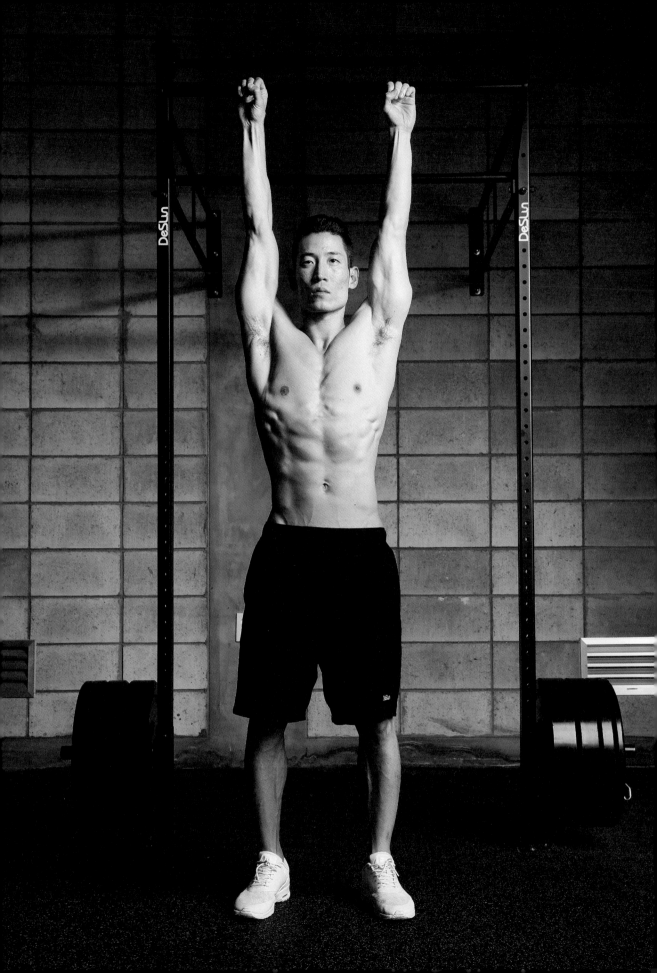

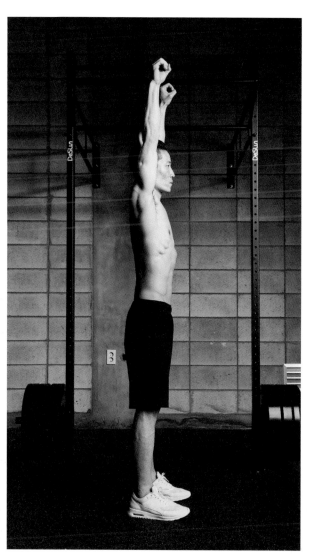
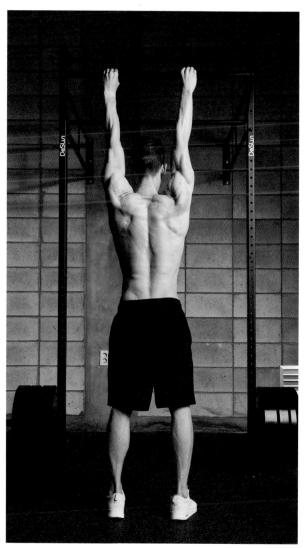

팔꿈치가 옆으로 돌지 않도록 곧게 위로 뻗어 올린다. 이때 주의할 것이 있다. '나는 위로 최대한 밀었다'고 생각할 수 있으나, 막상 옆에서 보면 앞으로 20도 정도 기울어져 있기 쉽다는 거다. 살짝 뒤로 민다고 생각해야 바닥에서 수직 방향으로 뻗어 있는 나의 팔을 볼 수가 있다.

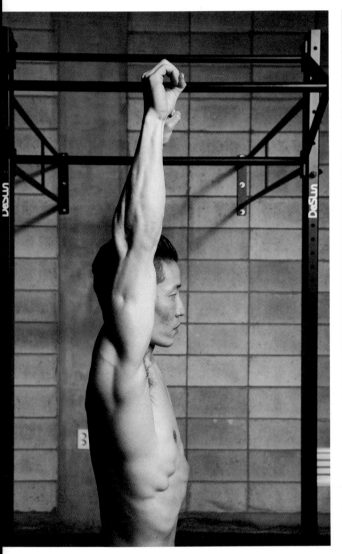
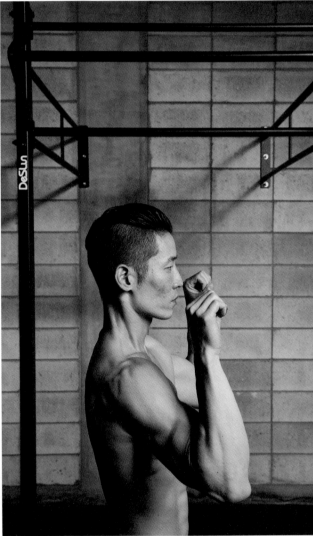

자세를 정리해보자. 위로 뻗을 때는 '목 뒤까지 힘이 들어가도록 살짝 뒤로 민다'고 생각하면서 민다. 내릴 때는 손은 그대로 내려오며 '팔꿈치만 최대한 앞으로 내민다'고 생각하며 내린다.

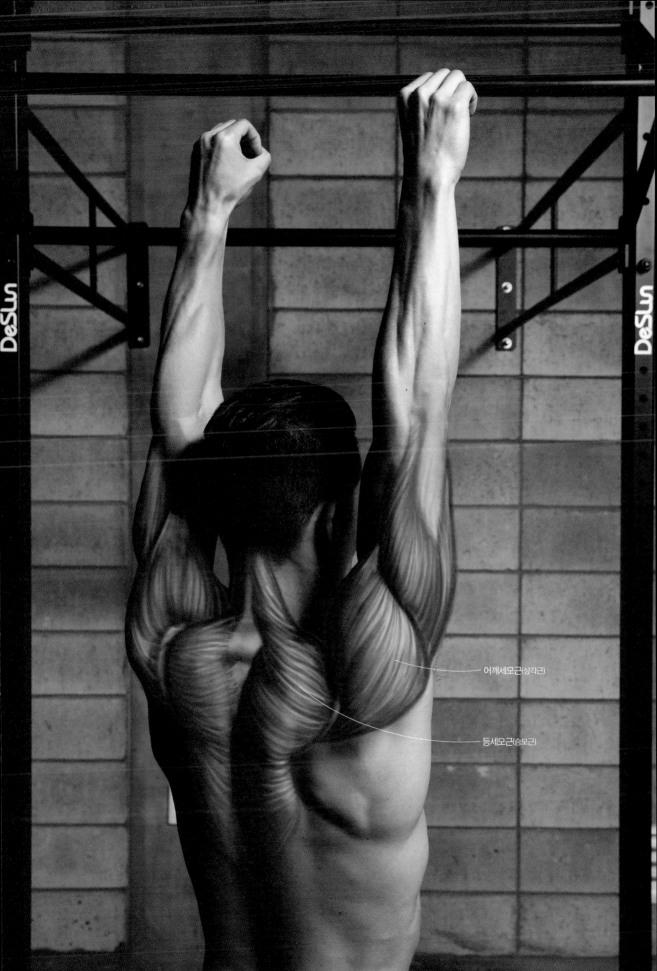

어깨세모근(삼각근)

등세모근(승모근)

프론트 레터럴레이즈

어깨세모근(삼각근)의 전면을 따로 단련시켜주는, 아주 쉽지만 힘들게 할 수 있는 어깨보강운동이다.

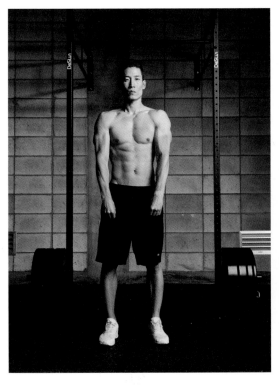 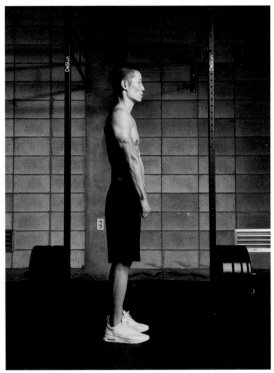

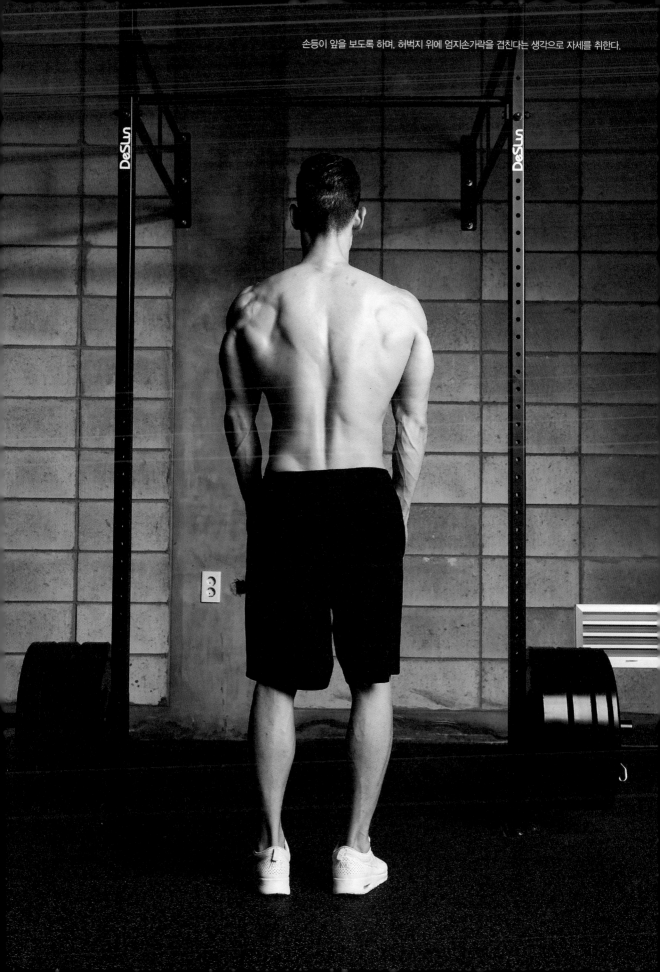

손등이 앞을 보도록 하며, 허벅지 위에 엄지손가락을 겹친다는 생각으로 자세를 취한다.

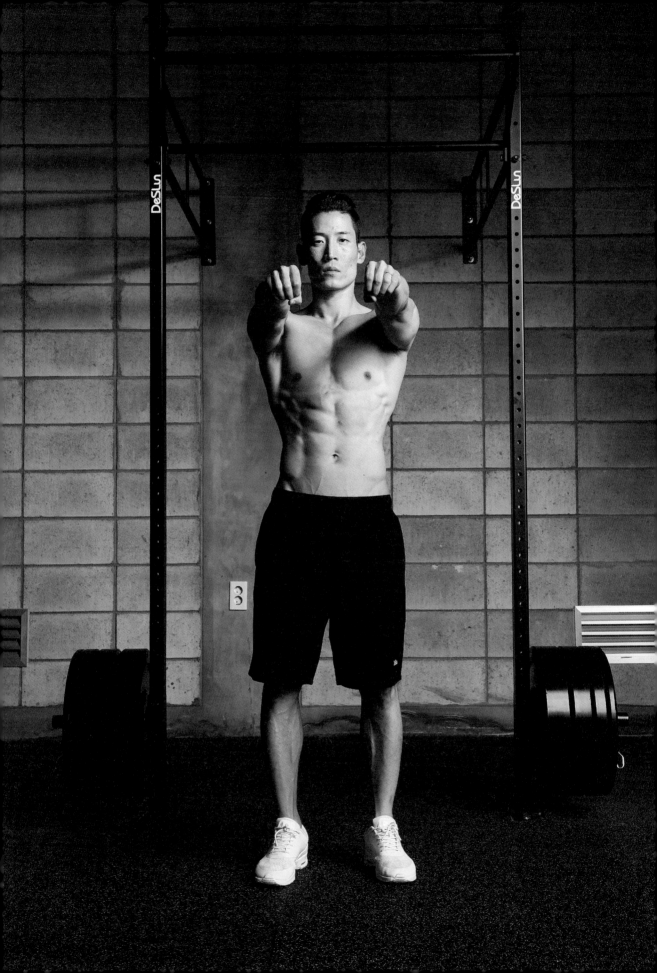

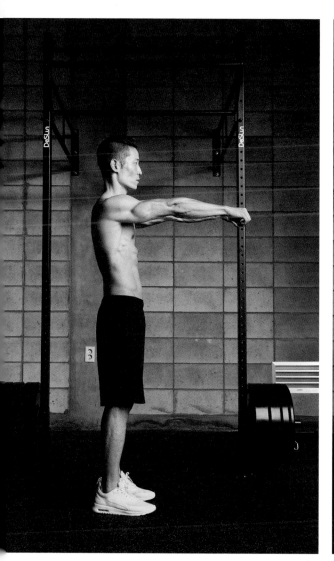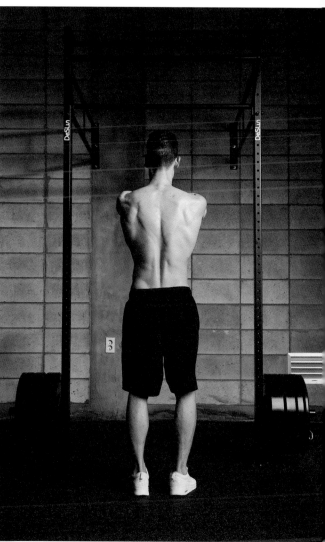

손등이 위를 향하도록 팔은 곧게 편 상태를 유지하고, 몸이 뒤로 기울어지지 않도록 버티며 어깨 앞쪽 힘으로 당겨 올린다.

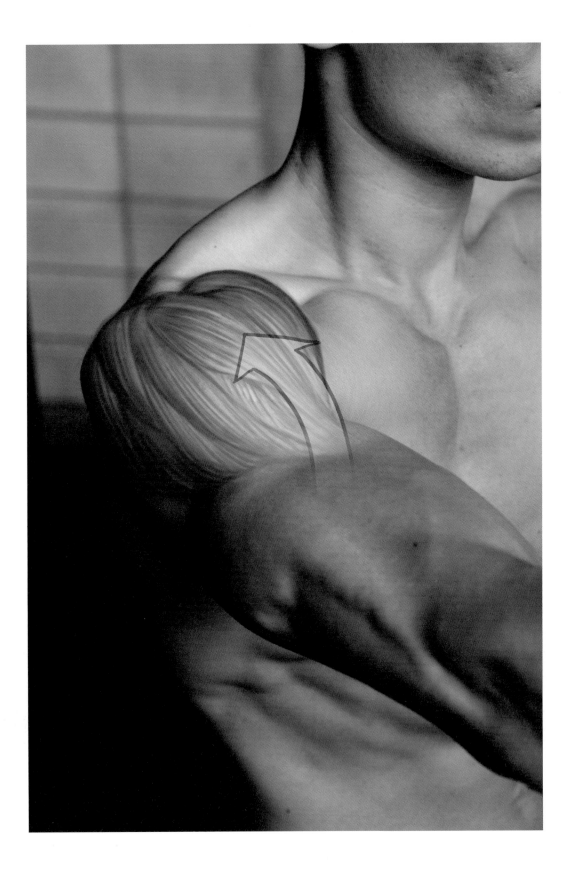

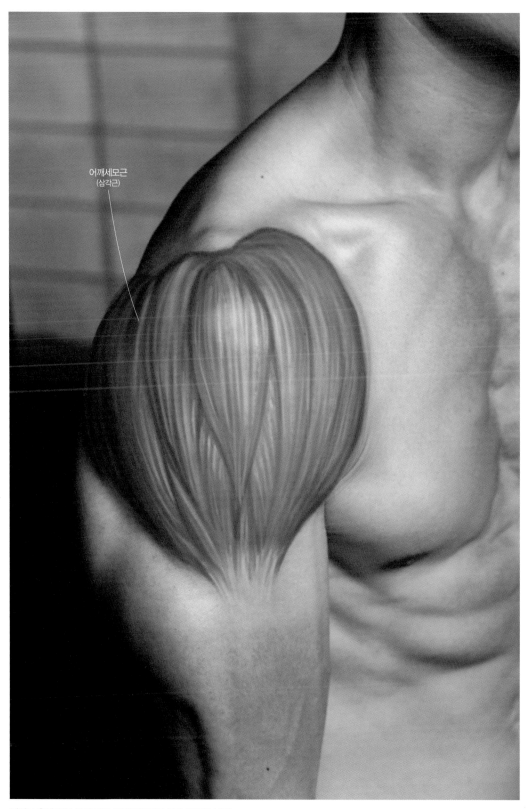

어깨세모근
(삼각근)

내리고 올릴 때의 어깨 앞쪽 근육의 변화를 더욱 자세히 보자.

사 이 드   레 터 럴 레 이 즈

어깨세모근(삼각근)의 측면을 따로 단련시켜주는, 아주 쉽지만 힘들게 할 수 있는 어깨보강운동이다.

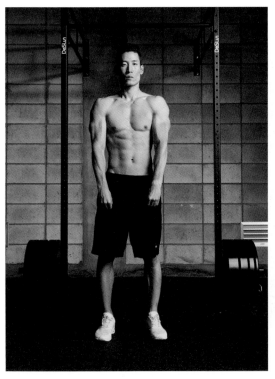 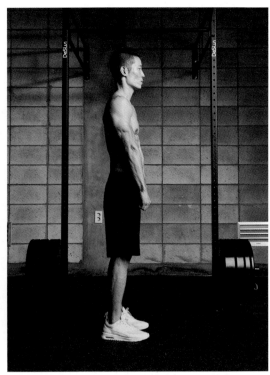

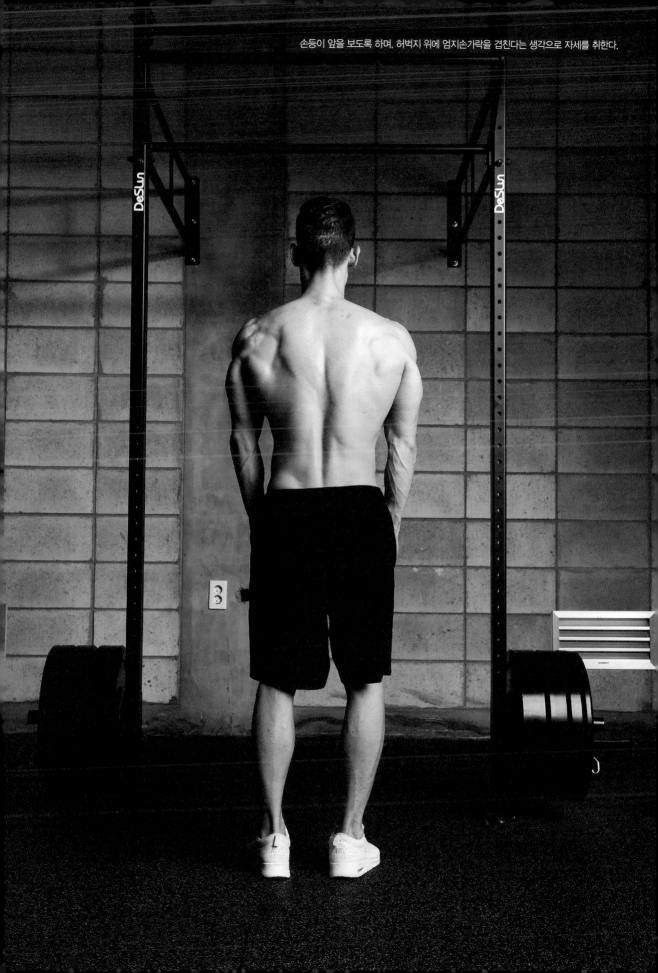

손등이 앞을 보도록 하며, 허벅지 위에 엄지손가락을 겹친다는 생각으로 자세를 취한다.

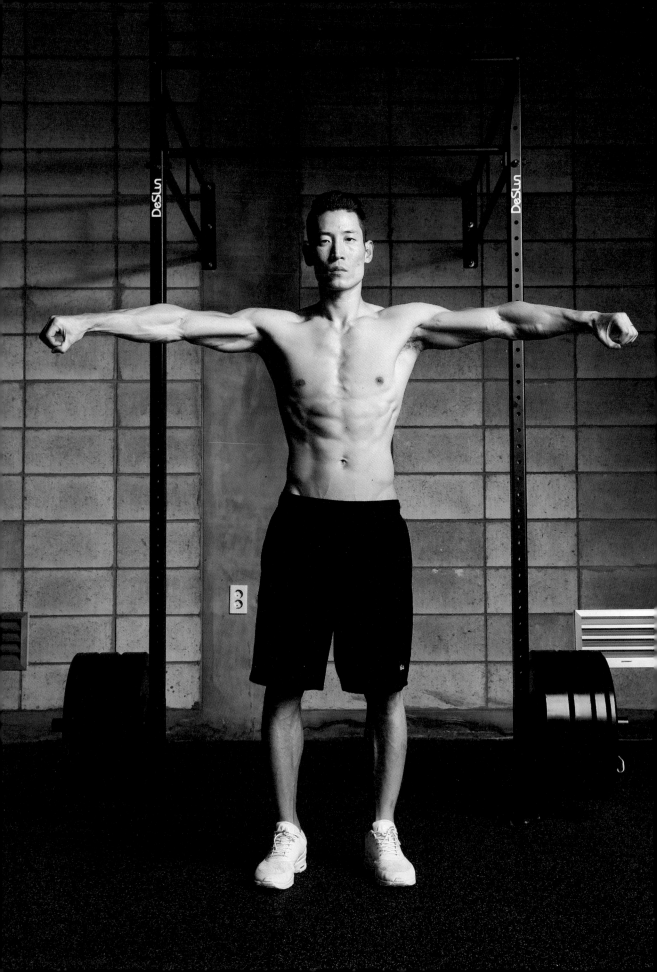

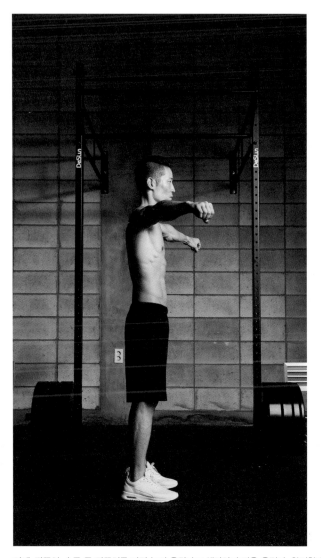
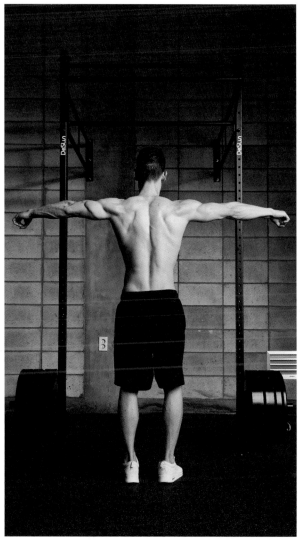

어깨, 팔꿈치, 손목 중 팔꿈치를 가장 높이 올린다고 생각하며 팔을 올린다. 완전한 옆이 아니라 어깨와 내 팔꿈치가 이루는 각도가 앞으로 15도, 팔꿈치와 손목이 이루는 각도가 앞으로 15도 더 꺾이도록 한다.

처음에는 아무것도 잡지 말고 설명과 사진을 보고 똑같은 자세를 만들어본다. 자세가 잡힌다면 아무것도 들지 않아도 어깨 옆쪽에 자극이 오는 것을 느낄 수 있을 것이다.

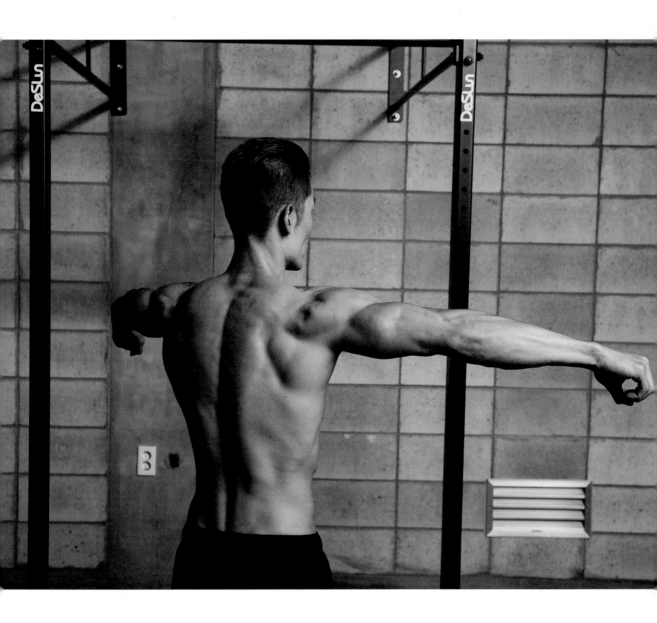

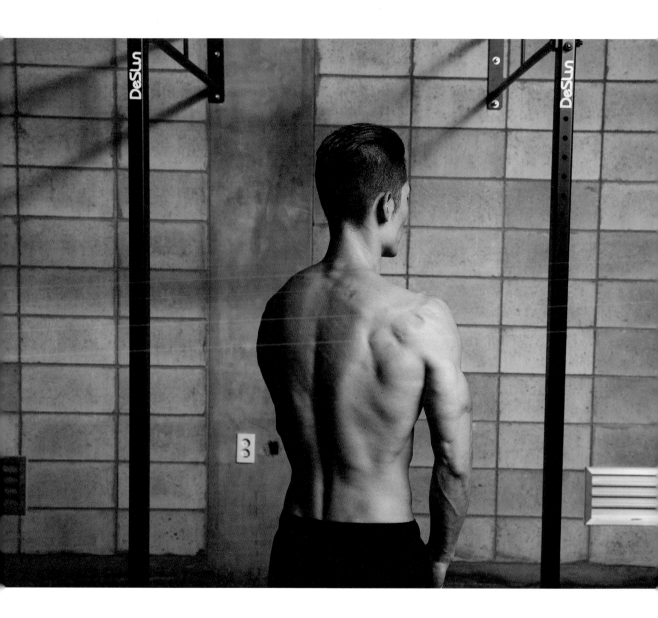

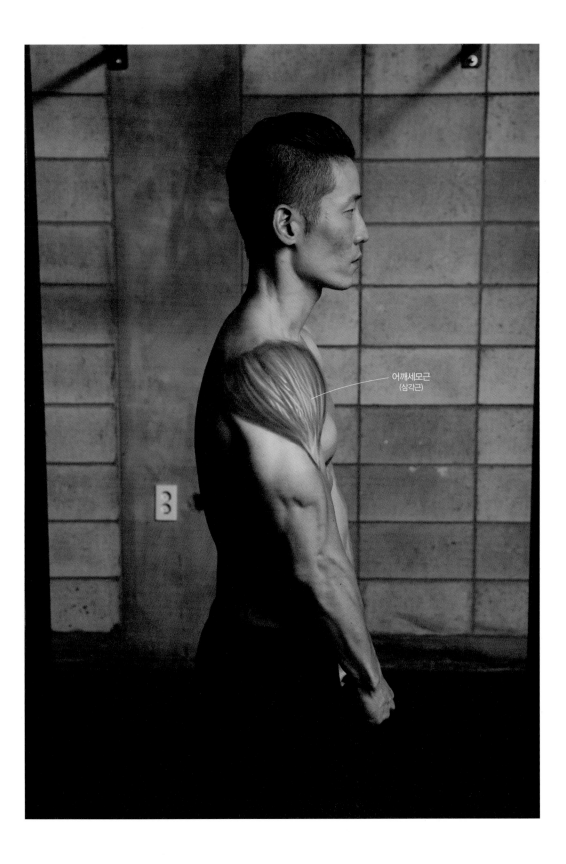

어깨세모근
(삼각근)

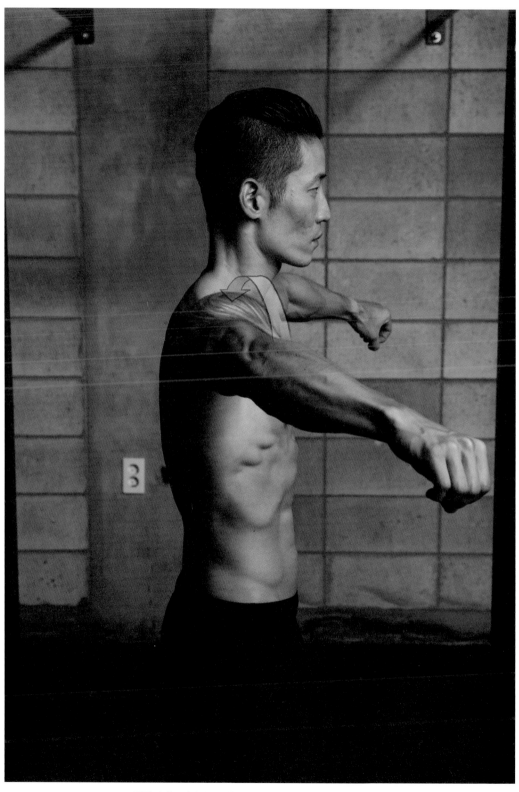

정확한 자세로 어깨 옆쪽 근육이 자극받은 상태가 어떤 모습인지 잘 보자.

벤트오버 레터럴레이즈

어깨세모근(삼각근)의 후면을 따로 단련시켜주는 어깨보강운동이나. 이 동작은 등의 마름근(능형근)과 등세모근(승모근) 윗부분에 상당한 개입을 하며, 같이 운동할 수 있다.

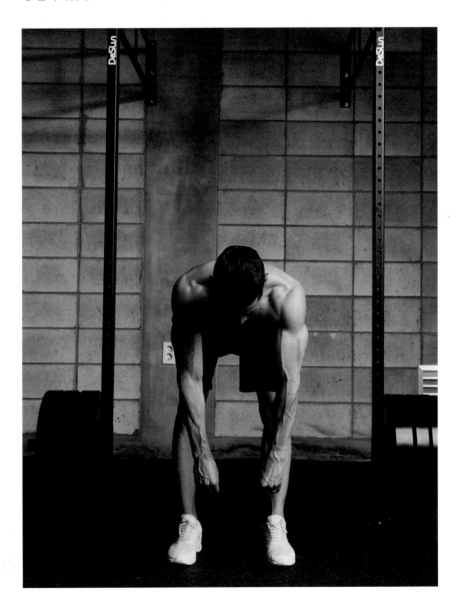

상체를 숙인 상태로 손등이 앞을 향하도록 내리고 자세를 잡는다.

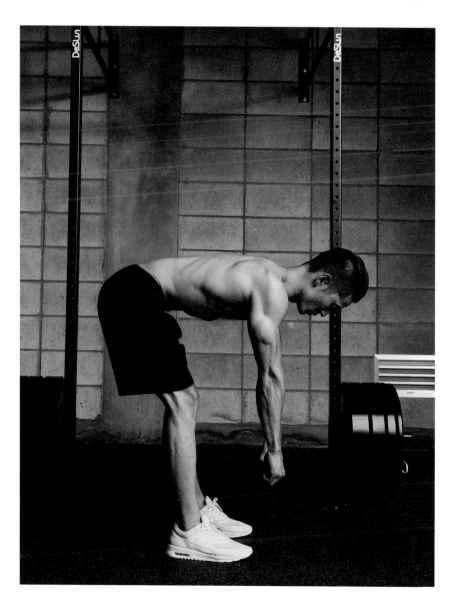

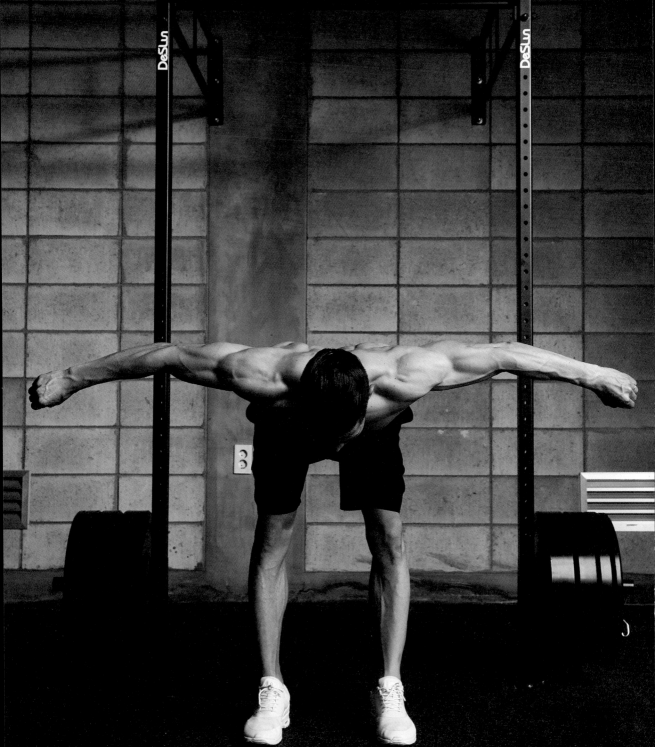

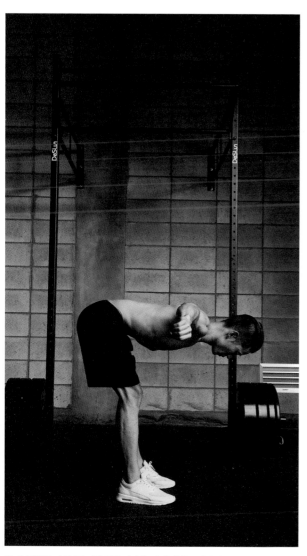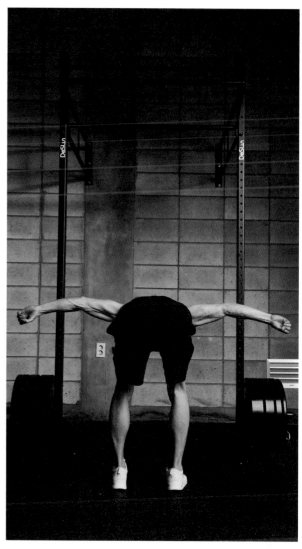

어깨, 팔꿈치, 손목 중 팔꿈치를 가장 높이 올린다고 생각하며 팔을 올린다. 올린 팔이 엉덩이 쪽 뒤로 쏠리지 않는 동시에 정확히 옆으로 올려야 어깨 뒤쪽에 완전한 자극이 될 수 있다. 팔을 너무 곧게 펴면 어깨보다 삼두근에 힘이 더 많이 들어가 버릴 수 있으므로, 이때 역시 팔꿈치를 끌어 올린다는 느낌으로 집중하자.

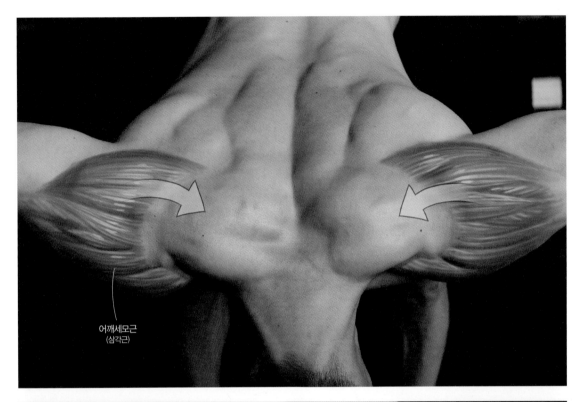

어깨세모근
(삼각근)

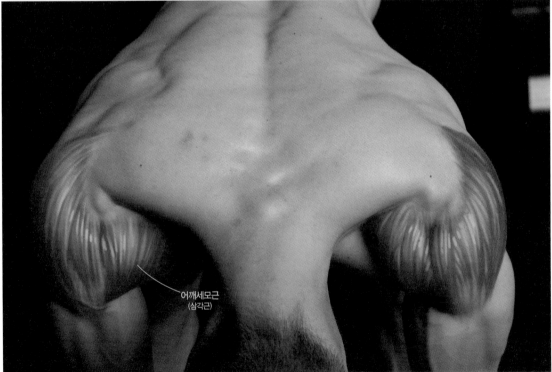

어깨세모근
(삼각근)

운동 시 어깨 뒤쪽 근육에 힘이 집중되는 모습을 관찰하자.

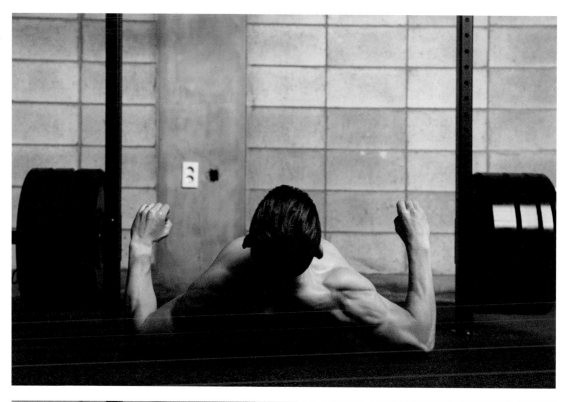

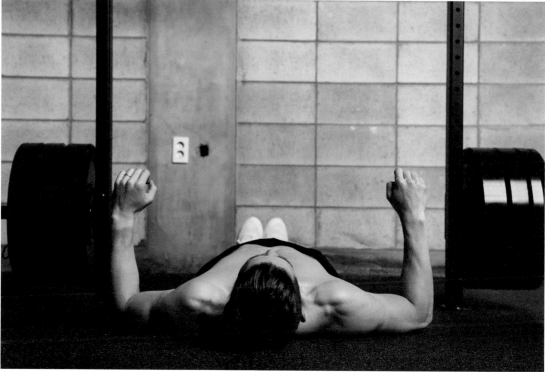

자세가 너무 어려워서 집중이 안 된다면 바닥에 눕고 팔꿈치를 옆으로 뺀다. 이렇게 지탱한 상태에서 가슴을 위로 들고, 팔꿈치와 엉덩이를 제외한 모든 상체가 떨어지도록 버텨보자. 벤트오버 레터럴레이즈와 동일한 자극을 받을 수 있다.

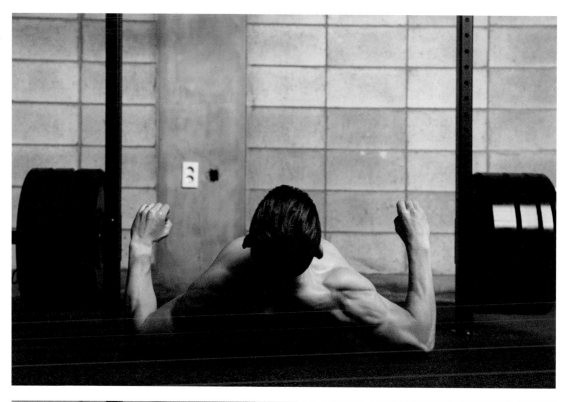

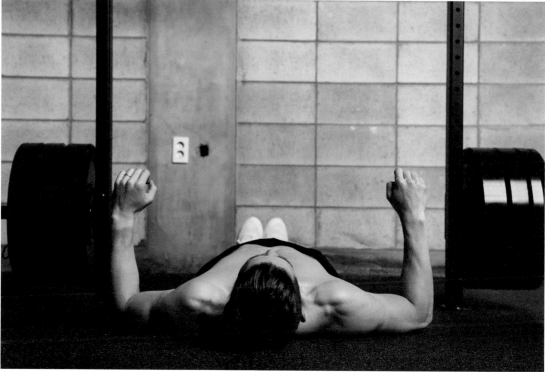

185 page

푸 시 업

푸시업은 언제 어디서든 할 수 있는 가장 간편하게 미는 운동이다. 큰가슴근(대흉근)과 어깨세모근(삼각근)과 위팔세갈래근(상완삼두근)을 자극할 수 있는 운동이며, 각도와 방법에 따라 자극 부위를 조정할 수 있고, 그 이상의 전신 근육을 사용할 수도 있는 운동이다. 알면 알수록 운동 강도까지 어마 무시하다.

다음의 사진을 보자. 푸시업을 할 때 아래에서 바라본 각도로 찍은 것이다.

이 사진과 일러스트의 포인트는 어깨근육과 가슴근육의 경계선이다. 나도 가장 즐겨하고 가장 힘들어하는 운동이 푸시업이다. 푸시업은 가슴과 어깨를 거의 동시에 사용한다. 움직임 때문에 어깨근육을 사용하지 않을 수 없다.

가슴을 집중적으로 자극하고 싶은데 어깨 자극이 너무 심하다? 가슴을 얻으며, 어깨도 덤으로 얻는다고 생각해보자. 고마운 일 아닌가? 내가 잘 쓰는 말이 있다.

"자세만 정확하다면 어디든 먹는다. 그냥 밀자."

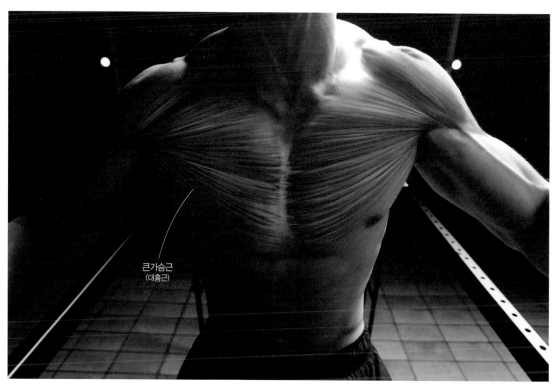

큰가슴근
(대흉근)

푸시업 내려갔을 때의 어깨와 가슴근육이 찢어진 상태로 버티는 자세이다.

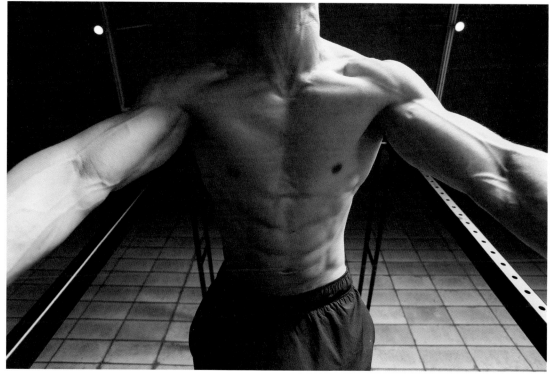

푸시업 올라왔을 때의 어깨와 가슴 모양이다.

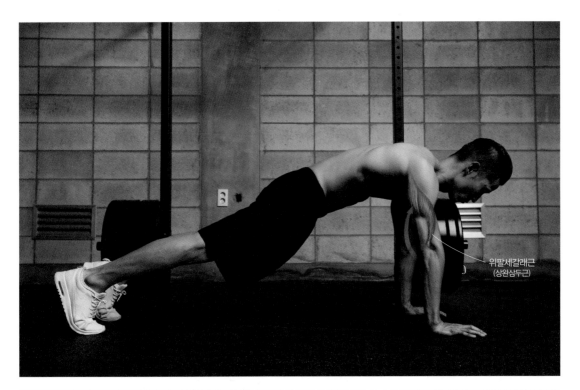

위팔세갈래근
(상완삼두근)

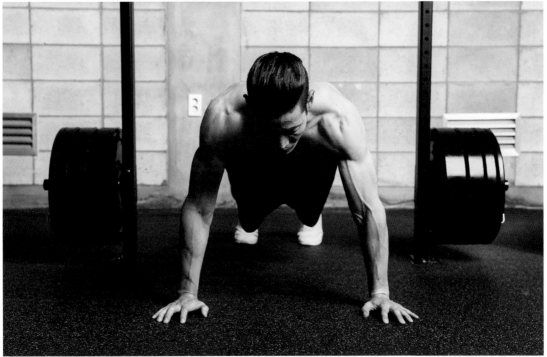

푸시업 자세의 정석을 알려주겠다. 팔꿈치를 곧게 펴고, 시선은 정면을 향하며, 팔은 바닥에서 90도 각도를 이루어야 하고, 복근에 힘을 주어 등이 살짝 위로 말리게 한다. 엉덩이부터 발끝까지는 힘을 주어 곧게 펴준다.

왜 푸시업을 하는데 전거근과 복근 또는 등근육에도 힘이 들어가는지 궁금한가? 사진을 보며 위 설명과 동일한 자세를 취해보아라. 어디 어디에 힘이 들어가는지 느껴질 것이다.

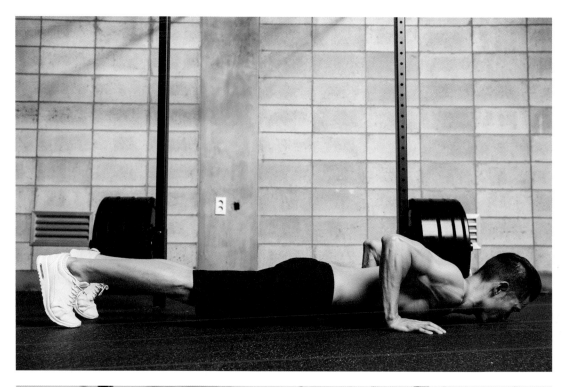

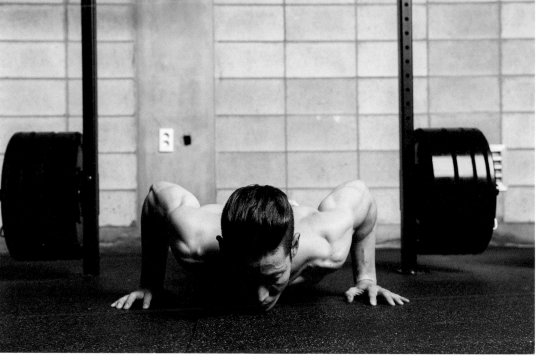

푸시업 내려갔을 때 자세의 정석이다. 허벅지는 바닥에서 떨어져 있어야 하며, 가슴은 바닥에 닿을 때까지 내린다. 이때 팔꿈치 각도는 옆이 아닌 뒤를 향하도록 하고, 팔꿈치가 옆구리를 스친다고 생각하면 쉽다.

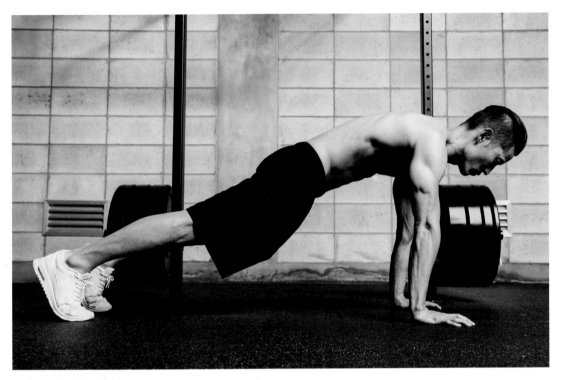

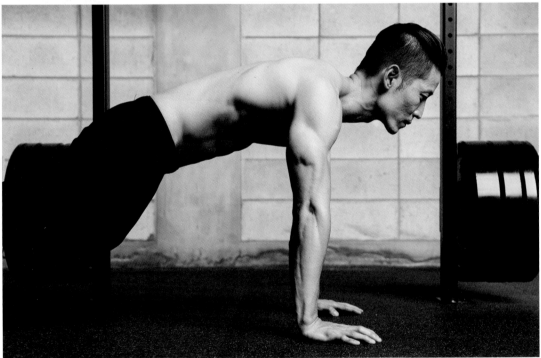

밀어 올릴 때는 어깨와 팔을 제외한 모든 부위를 움직임 없이 고정시켜야 한다. 마치 맨 처음에 취했던 자세처럼 복근과 엉덩이까지 힘을 주며 곧게 편 상태까지 가야 한다.

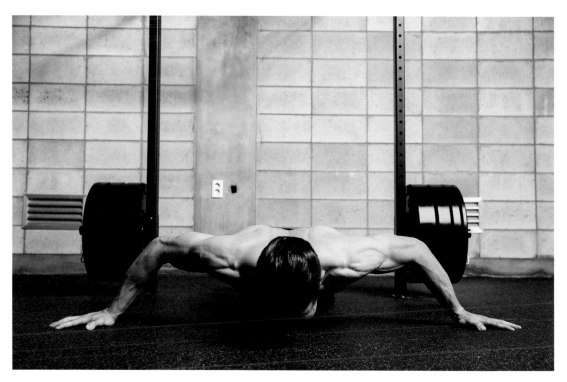

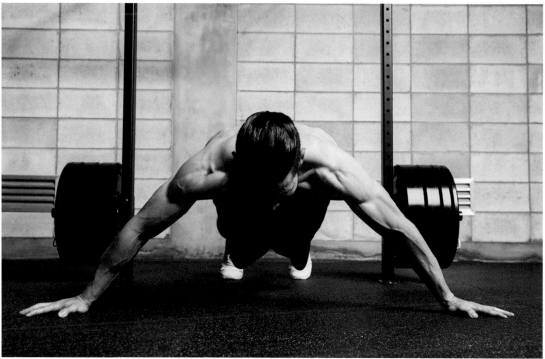

가슴을 집중 자극하는 푸시업 차례이다. 전신 근육의 기본 틀이 잡히고 몸이 근육의 쓰임을 슬슬 익혀가기 시작하면, 그때는 가슴에 비중을 더 많이
둔 푸시업을 해볼 수 있다.

팔의 너비를 어깨너비의 2배로 놓고 푸시업을 해보자. 삼두근과 삼각근의 쓰임을 최소화시키고 대흉근을 최대한 넓게 사용해서 자극시키면, 가슴에
더 집중할 수 있는 자세가 나온다. 하지만 기본 푸시업이 익숙하지 않다면 꽤나 힘들 것이다.

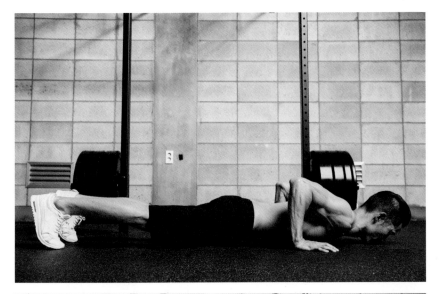

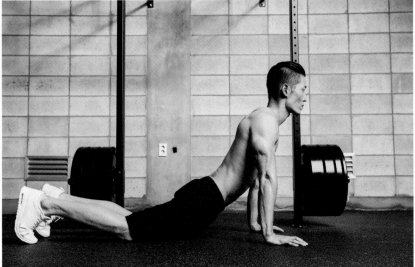

이것저것 다 해봤으나 너무 힘이 들어서 도저히 자세도 안 나온다면? 어디에 힘이 들어가는지조차 모르겠다면?
그렇다면 다시 아주 기본부터 시작해보자. 일명 '웨이브푸시업'이다.
바닥에 엎드려서 팔을 가슴 아래쪽에 놓은 뒤, 허벅지를 바닥에 붙여놓은 상태로 팔을 쭉 펴서 상체를 올린다.

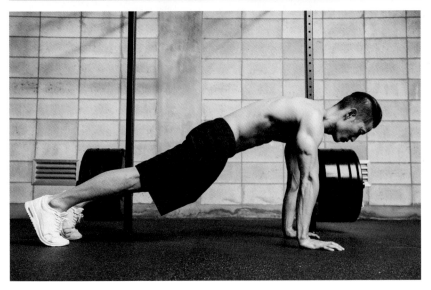

그런 다음 바닥에서 허벅지를 떼고 엉덩이와 엉덩이 바로 위쪽 허리에 힘을 주며 엉덩이를 끌어 올린다. 사진과 같은 자세를 만드는 것이다.
실제로 가르쳐보면 푸시업을 정석으로 10개 하는 사람이 별로 없다. 부끄러울 것 없다. 기초가 단단하면 단단할수록 다음 단계에서 도움이 된다.

웨이브푸시업도 어렵다면 의자나 테이블에서 푸시업 자세를 취해보는 방법도 있다. 다리 쪽으로 경사를 준 푸시업이다. 난이도가 반 이하로 줄기 때문에 부담 없이, 충분히 푸시업을 할 수 있다.

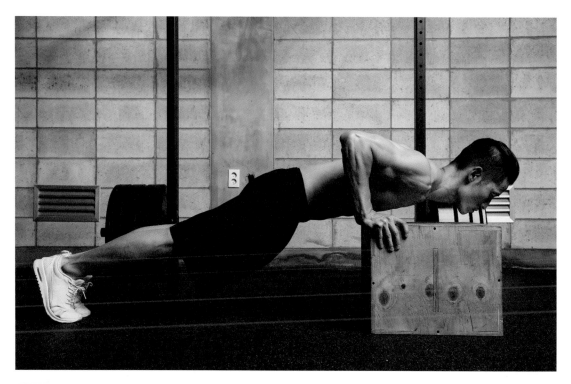

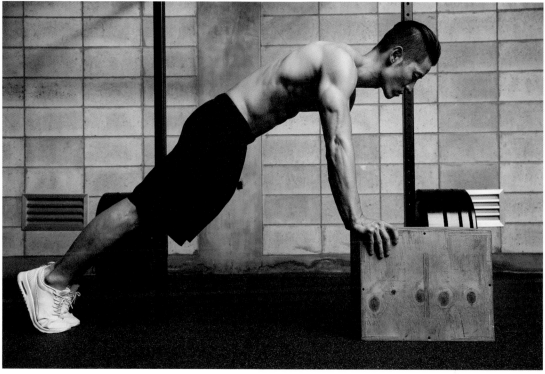

자, 이제 푸시업이 어느 정도 된다. 그랬더니 욕심이 생겨서 가슴 윗부분을 더 강하게 만들고 싶어졌다. 그렇다면 뭘 어떻게 해볼까?

그럴 때는 의자나 테이블 위에 발을 올리고 가슴 쪽으로 경사를 둔 푸시업을 해보자. 이때 몸이 이루는 각도와 버티는 자세는 기존의 푸시업과 모두 동일하다. 이 운동의 원리는 간단하게 생각하면 된다. 몸이 바닥 쪽으로 기울어져 있으면, 바닥과 가장 가까운 부위 쪽에 가장 큰 자극이 오는 것이다.

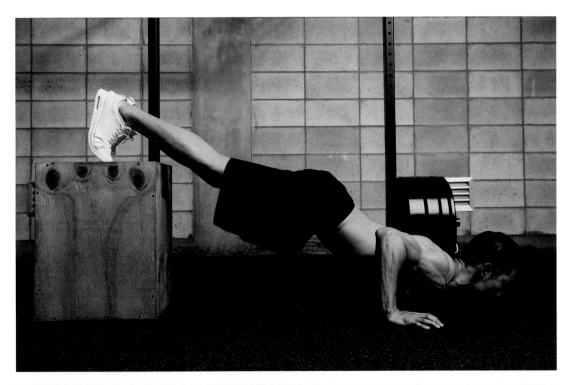

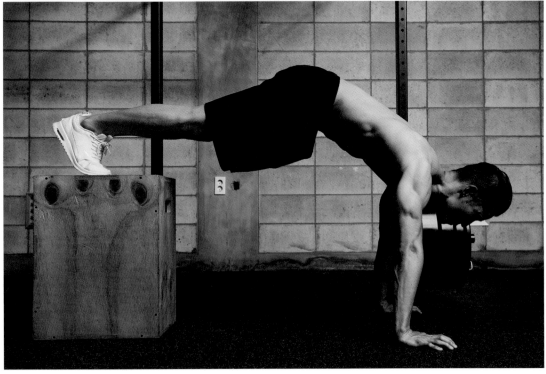

팔 뒤쪽 삼두근을 더 크고 강하게 만들고 싶다면?
그때는 손을 모으고 푸시업을 해라. 가슴의 사용을 최소화시키고 팔 뒤쪽이 쓰는 힘이 많아지기에 조금 더 많은 자극을 몰아줄 수 있다.

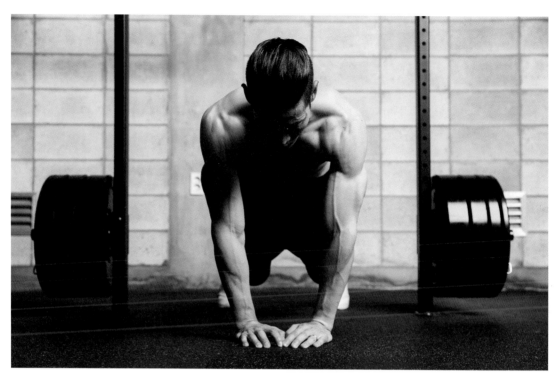

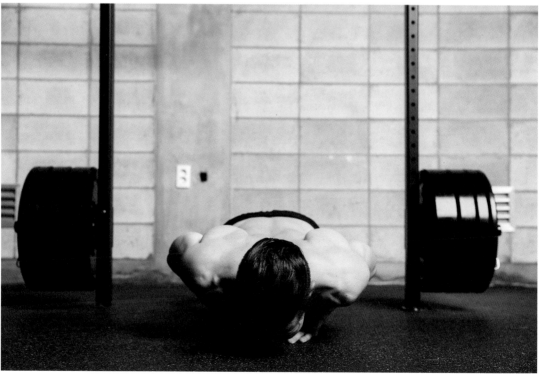

단, 내려갈 때는 몸이 손등에 닿을 만큼 최대한 몸을 내려야 한다. 모든 근육은 끝에서 끝까지 사용할수록 자극되는 범위도 길어진다. 그러므로 단순한 횟수보다는 몸을 최대로 길게 쓰면서 천천히 운동하는 것이 효과 면에서 당연히 월등하다.

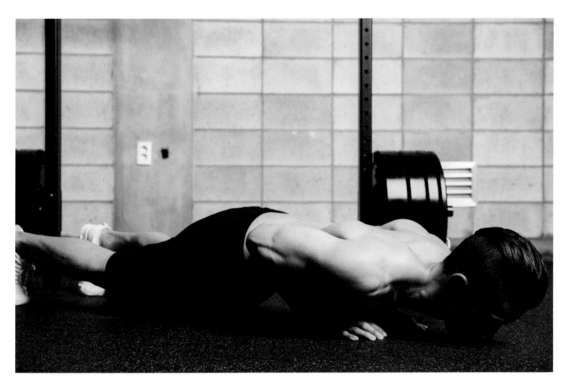

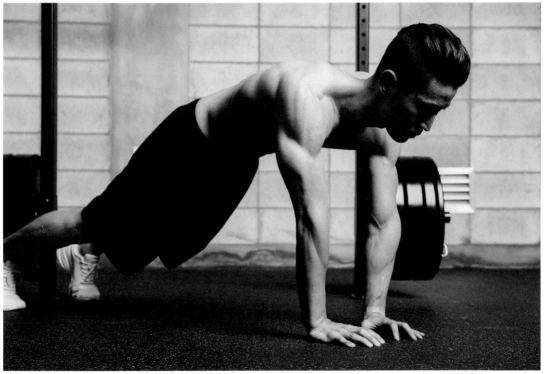

삼두근의 근육을 최대한 사용하는 푸시업이다. 천천히 기본 푸시업을 연습하고 시작하자. 삼두근의 자극 정도는 푸시업 중 최상이라고 볼 수 있다. 푸시업 자세에서 팔꿈치를 바닥에 내려놓아 보자. 그리고 팔을 펴서 푸시업 기본자세로 밀고 올라가 보자. 아직 내 몸이 준비 안 된 상태에서 시도를 하면 쿵 하고 무너지거나 뚝 하고 끊어지는 소리가 나며, 심지어 다칠 수도 있다.

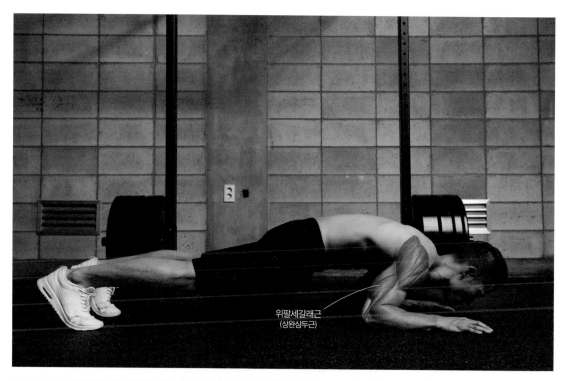

위팔세갈래근
(상완삼두근)

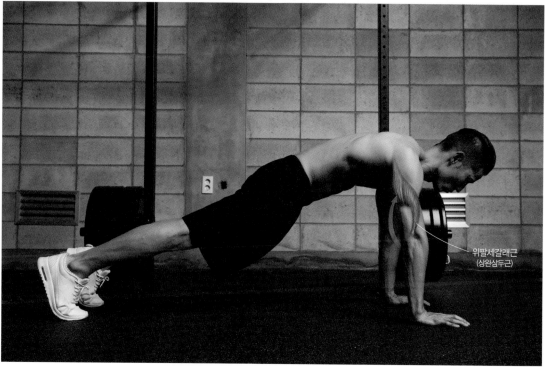

위팔세갈래근
(상완삼두근)

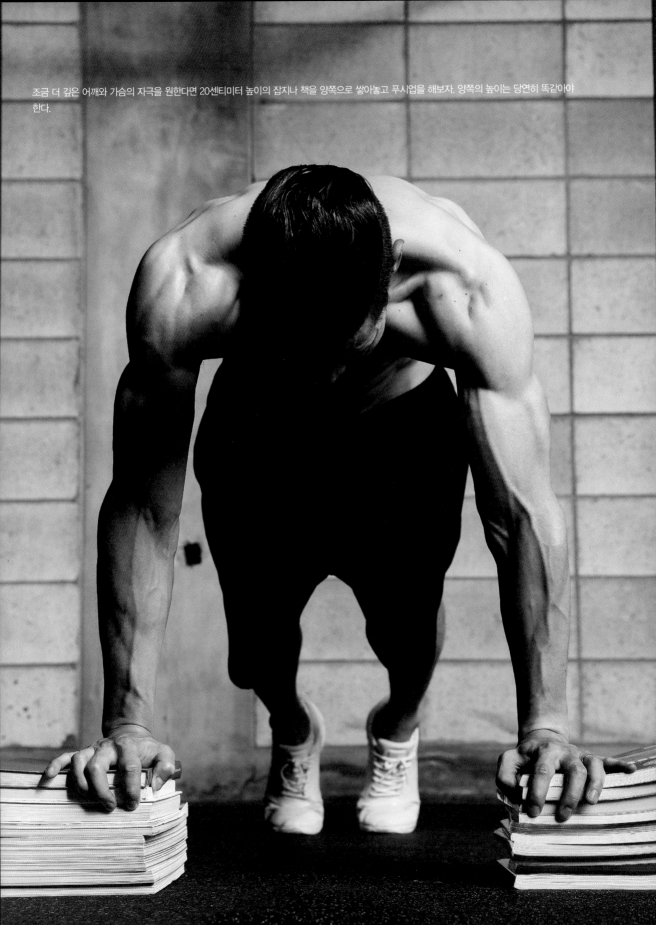

조금 더 깊은 어깨와 가슴의 자극을 원한다면 20센티미터 높이의 잡지나 책을 양쪽으로 쌓아놓고 푸시업을 해보자. 양쪽의 높이는 당연히 똑같아야 한다.

중요한 포인트가 하나 있다. 이 푸시업을 할 때는 바닥에 가슴이 닿을 때까지 내려야 한다는 것이다. 그래야만 원래 사용하던 근육의 가동 범위를 한 참 넘어갈 수 있으므로. 그만큼 더 강한 자극과 충분한 근육이 만들어질 수 있다.

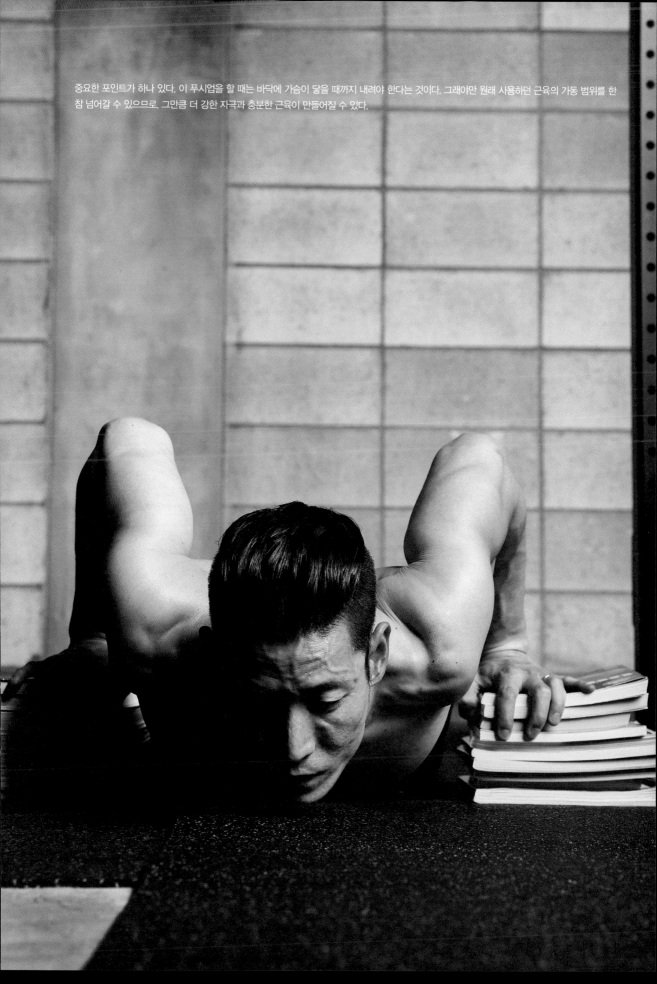

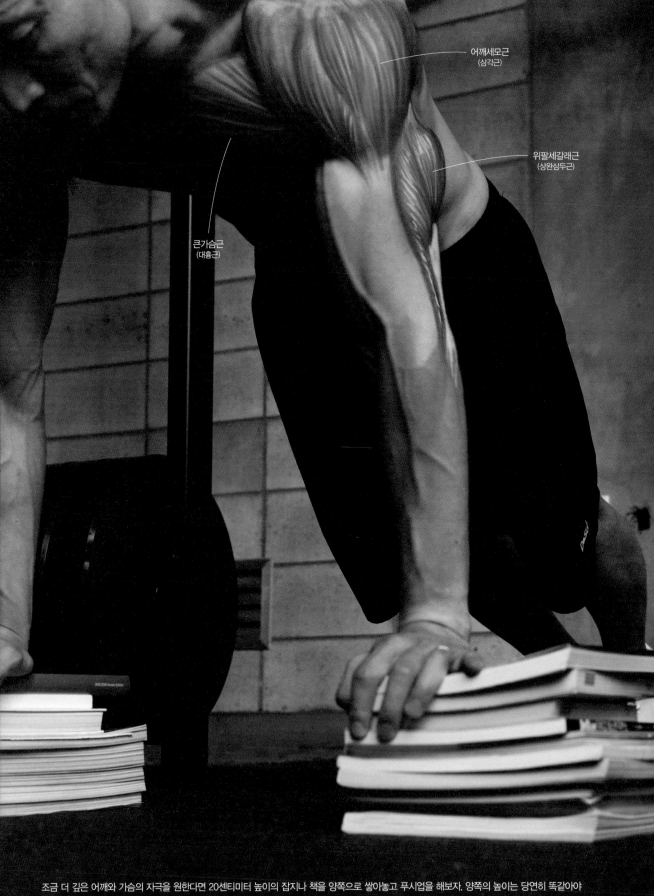

어깨세모근
(삼각근)

위팔세갈래근
(상완삼두근)

큰가슴근
(대흉근)

조금 더 깊은 어깨와 가슴의 자극을 원한다면 20센티미터 높이의 잡지나 책을 양쪽으로 쌓아놓고 푸시업을 해보자. 양쪽의 높이는 당연히 똑같아야
한다.

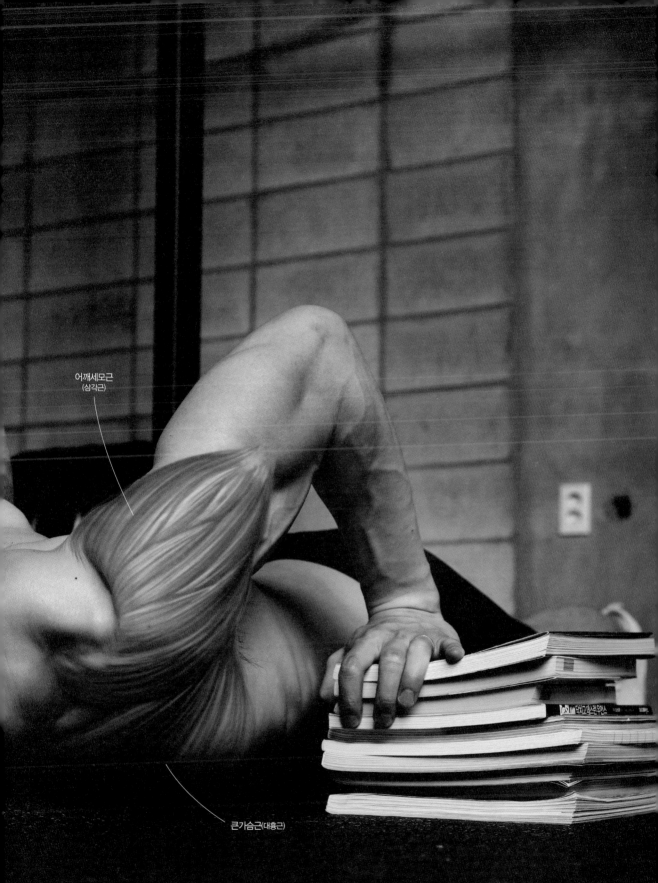

어깨세모근
(삼각근)

큰가슴근(대흉근)

중요한 포인트가 하나 있다. 이 푸시업을 할 때는 바닥에 가슴이 닿을 때까지 내려야 한다는 것이다. 그래야만 원래 사용하던 근육의 가동 범위를 한 참 넘어갈 수 있으므로, 그만큼 더 강한 자극과 충분한 근육이 만들어질 수 있다.

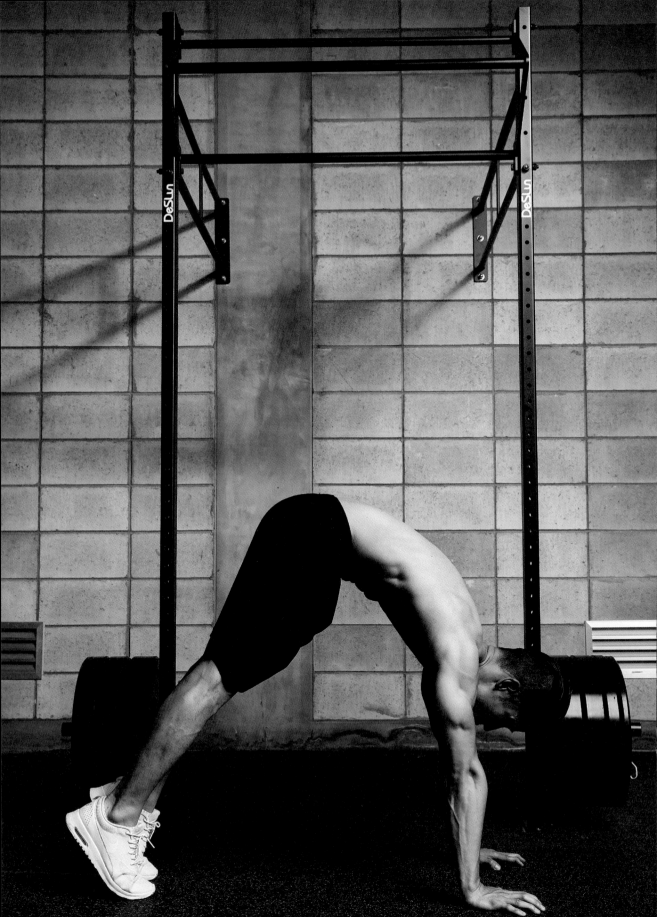

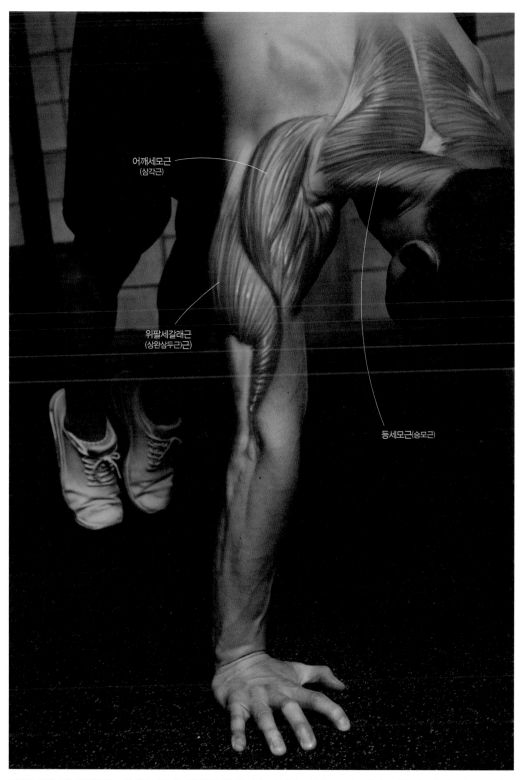

어깨세모근
(삼각근)

위팔세갈래근
(상완삼두근)근)

등세모근(승모근)

어깨에 더욱 강한 자극을 받고 싶다면, 나중에는 꼭 물구나무 푸시업까지 해내고 싶다면, 그렇다면 이 동작을 해보자. 허리가 둥그렇게 말려야 가슴보다 어깨에 힘이 집중된다. 사진처럼 팔다리를 곧게 편 뒤 허리를 둥그렇게 말고 버티기만 해도 어깨에 강한 자극이 된다.

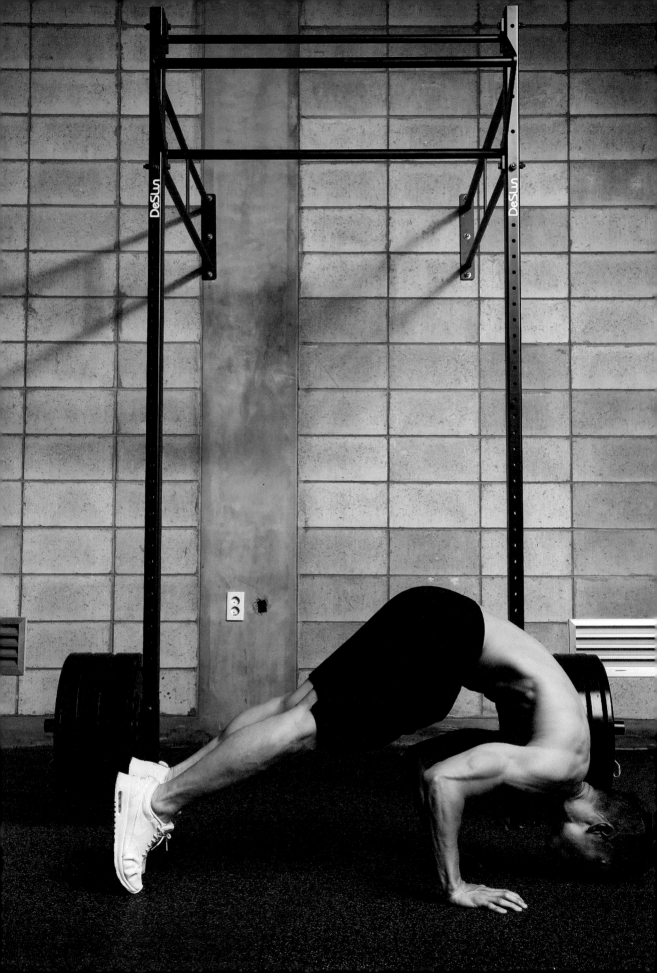

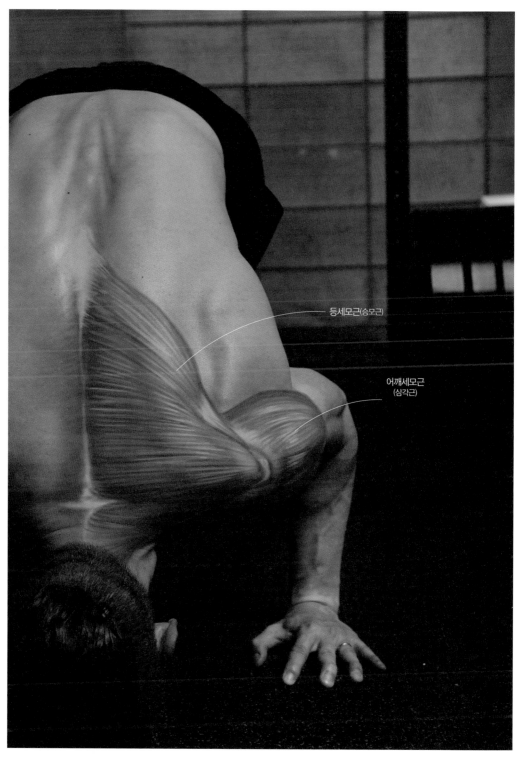

등세모근(승모근)

어깨세모근
(삼각근)

버티는 것이 가능하다면, 그것도 꽤나 자유롭게 자유자재로 버틸 수 있다면, 이제 그대로 팔을 구부려서 내려가 본다.
내려갈 때는 엉덩이를 높게 들면서 팔을 구부려야 하는데, 이때는 발끝을 앞으로 밀어주면서 엉덩이를 밀어준다는 느낌으로 해야 한다. 허리를 펴면 안 된다. 복근에도 같이 힘을 주면서 동그랗게 유지한 그대로, 등까지 바닥에 수직으로 내려간다고 생각하면서 내려야 한다. 밀어 올려보면 어깨근육에 강한 자극이 오는 것을 느낄 수 있을 것이다.

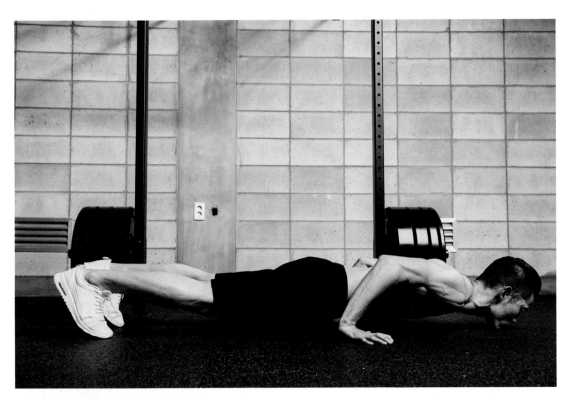

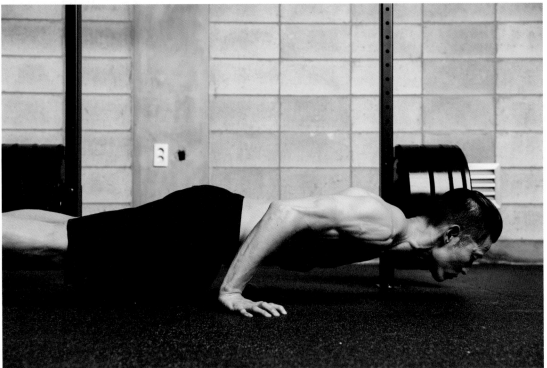

이 동작 또한 어깨에 강한 자극을 줄 수 있는 푸시업으로, 난이도로 치면 가장 높은 동작이다.
가슴 옆에 있던 손의 위치를 골반 옆으로 빼준다. 한번 밀어 올려보자. 완벽히 밀지 못하더라도 어깨 앞쪽에 아주 강한 자극이 오는 것을 느낄 것이
다. 손목의 각도가 부담되기 때문에 손목이 아픈 것처럼 느껴질 수 있는데, 그럴 때는 손끝의 각도를 양옆으로 조금 열어주면 도움이 된다.

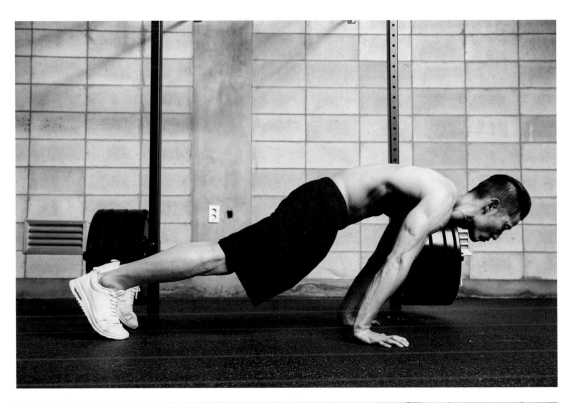

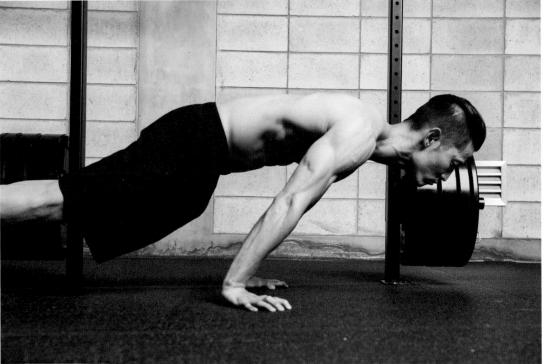

내가 하려는 동작을 장기간 꾸준히 하다 보면 손목 또한 이내 적응하게 되어 있다. 따라서 스트레칭을 잘해주면서 잘 풀어주고 며칠간 회복하며 달래준다면, 결국엔 시간이 흐르면서 가동 범위가 넓어지니까 크게 걱정할 필요는 없다.

Tip

기본운동만 해도 손목과 발목에 통증이 심한 경우

정형외과 전문의 송동익 (바른세상병원 원장)

사람의 관절은 어느 부위든 관절막과 인대, 힘줄이 있다. 관절이 빠지지 않게 잡아주는 역할을 맡고 있는 것이다.

운동을 하면서 관절 범위가 점차 늘어나면 관절은 불안정해지는 쪽으로 가게 되는데, 그럴 때마다 이를 막는 구조물인 관절막, 인대, 힘줄에도 같이 자극이 가게 된다. 관절막과 인대는 수축되고 이완되는 힘줄과 달리 고정되어 있는 구조물이다. 따라서 신축성이 낮기 때문에 작은 충격에도 쉽게 자극받는다. 특히 손목이나 발목처럼 작은 관절에서 더 빈번하다.

그러므로 운동 전에 웜업(warm up), 관절운동, 스트레칭을 미리 해주어 관절막과 인대와 힘줄의 유연성을 사전에 증가시켜주면, 운동 중에 과도한 부하가 걸릴 때라도 보다 쉽게 적응되어 손상을 예방할 수 있다. 또한 관절 가동 범위도 늘릴 수 있게 되어 운동의 효율성도 같이 증가된다. 뿐만 아니라 관절막과 인대는 점차 높은 강도 운동에 적응하고 근력도 더욱 강화되면서, 처음에 느꼈던 통증은 점차 완화되기도 한다. 따라서 심각한 손상이 없다면 꾸준한 운동을 통해 이를 해결하도록 노력하는 편이 좋다.

07

배의 근육

배의 근육은 몸통을 안으로 굽히는 '배곧은근(복직근)'과 옆으로 굽히는 '배빗근(복사근)'으로 나눌 수 있다.

배곧은근은 3겹으로 이루어진 배빗근의 넓은 힘줄(널힘줄)이 구성하는 '배곧은근집(복직근초)' 안에서 보호받고 있으며, 배꼽을 기준으로 위쪽의 윗배(상복부)는 상체를 아래로 끌어 내리는 작용을, 아랫배(하복부)는 하체를 위로 끌어 올리는 작용을 한다.

배빗근(복사근)은 가장 안쪽의 '배가로근(복횡근)', 중간층의 '배안쪽빗근(내복사근)', 가장 바깥층의 '배바깥빗근(외복사근)'으로 이루어져 있다. 갈비우리(흉곽)와 골반과 '고샅인대' 사이에 위치하며, 각각의 널힘줄은 배곧은근 정중앙의 '백색선(백선)'으로 모여든다. 몸통을 옆으로 굽히는 작용 외에 복압을 높여서 기침이나 구토, 출산과 배변 등을 돕는 역할도 한다.

배는 인체의 여러 부분 중에서도 특히 지방이 잘 쌓이는 부분이기 때문에, 일반적으로 잘 드러나지 않는 근육이기도 하다.

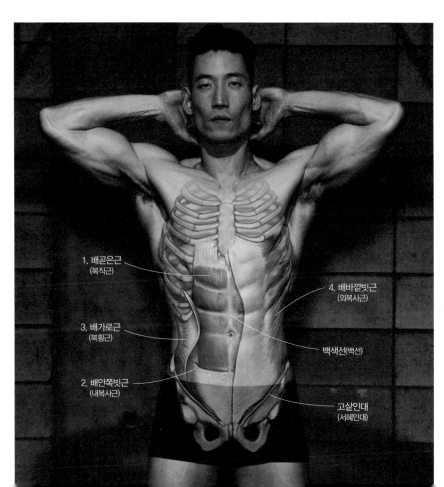

1. 배곧은근
(복직근)

3. 배가로근
(복횡근)

2. 배안쪽빗근
(내복사근)

4. 배바깥빗근
(외복사근)

백색선(백선)

고샅인대
(서혜인대)

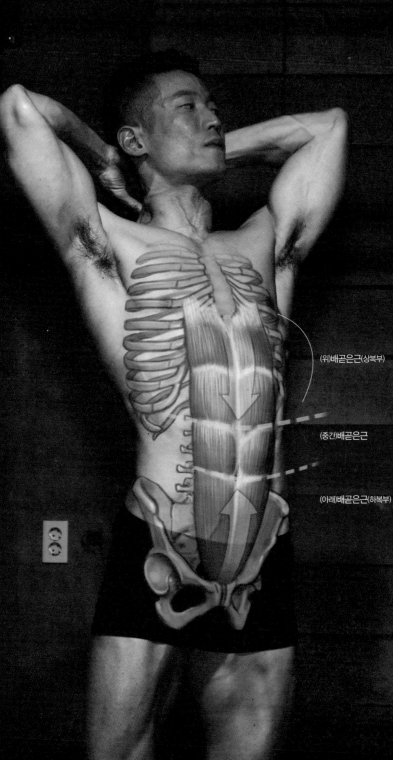

(위)배곧은근(상복부)

(중간)배곧은근

(아래)배곧은근(하복부)

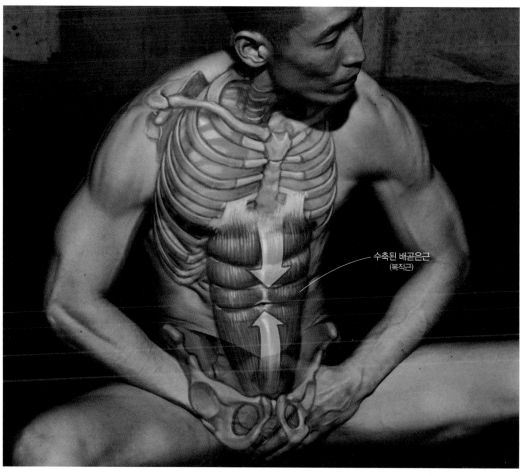

수축된 '배곧은근(복직근)'의 모습. 여러 배빗근 중 가장 얕은층에 위치한 '배바깥빗근(외복사근)'과 '앞톱니근(전거근)'이 깍지를 끼듯 맞물려 있다.
앞톱니근은 1~9번이, 배바깥빗근은 4~12번이 갈비뼈에 걸쳐 닿아 있기 때문에, 4~9번이 겹쳐진다.

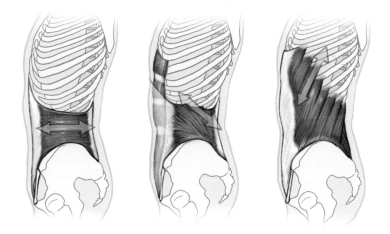

3겹의 배빗근(배가로근, 배안쪽빗근, 배바깥빗근)은 각각 근섬유 진행 방향에 따라 수축하는 방향도 달라진다.

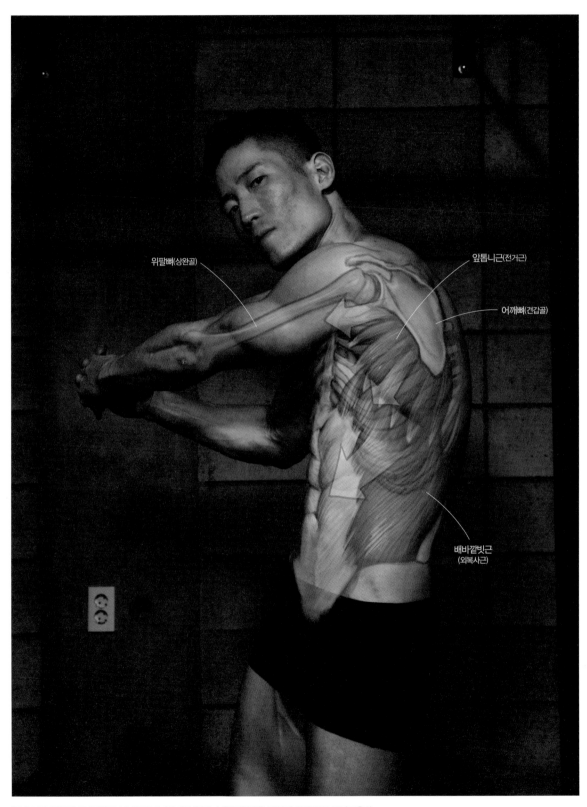

위팔뼈(상완골)

앞톱니근(전거근)

어깨뼈(견갑골)

배바깥빗근
(외복사근)

큰가슴근(대흉근)은 3갈래(빗장갈래, 복장갈래, 배갈래)가 함께 수축하면 팔을 강하게 안쪽으로 끌어모은다.

사람들은 운동 좀 했다고 하면 이런 질문을 참 쉽게 한다.

"너 운동 좀 했잖아, 복근 있어?"

미안하지만 복근은 누구나 있다. 우리 몸에 복근이 없다면 몸이 중심을 잡고 서 있을 수가 없다.

반대로 누구나 있지만, 지방이 덮고 있거나 아주 최소한의 복근만 얇게 있다. 그래서 이 복근을 눈으로 볼 수 있게 하려면 많은 노력이 필요하다. 그리고 알맹이가 멋지게 잡힌 훌륭한 식스팩을 보기까지는 꽤나 많은 노력과 투자가 필요하다.

그러나 《닥치고 데스런 BASIC》이 가르쳐줄 복근운동은 다르다. 언제 어디서나 할 수 있고, 이것만 해도 충분히 식스팩까지 볼 수 있게 되는 아주 베이직한 운동법이다. 복근의 호흡법은 간단하다. 수축할 때 뱉는다. 크런치는 상체가 올라올 때 뱉고, 레그레이즈는 다리가 올라올 때 뱉는다.

복근운동을 시켜보면 레그레이즈를 할 때 꼭 허리 아프다고 말하는 이가 있다. 걱정 마라. 허리 나가는 거 아니니 걱정 말고 레그레이즈를 해라. '레그레이즈를 하면 허리에 안 좋네' '레그레이즈는 허리에 부담되네'라며 말들이 많은데, 상식적으로 생각해보자. 누워서 내 다리를 들어 올리는 건데, 그거 해서 허리가 나가겠나?

인간의 몸은 나무젓가락이 아니다. 쉽게 부러지지 않는다. 쫄지 마라. 우리 몸의 모든 근육은 주로 사용하는 근육과 그 사용을 옆에서 서포트해주는 근육이 있다. 대부분 앞뒤의 근육이 서로 돕는다.

그렇다면 복근은 어떤 근육과 짝꿍일까? 그 반대쪽에 있는 허리이다. 복근이 힘을 쓰며 버텨야 하는데, 복근에서 생각보다 빨리 힘이 빠지며 허리에게 도와달라고 해버린다. 그렇기 때문에 허리가 '야, 나도 힘들어'라고 표현하는 게 바로 그 허리에 오는 부담감이다. 아픈 게 아니다. 아파서 신경을 건드리면 그런 느낌이 아니고, 힘이 한번에 풀려버리는 현상이 일어난다.

크런치는 대부분 '목이 아프다'고 표현할 것이다. 크런치는 상체를 들어 올리는 운동이다. 복근 부위야 허리가 지지를 해주지만, 목에도 근육이 있다는 생각은 해보았는지?

당신의 머리가 몇 킬로그램이나 되는지는 생각해보았는가? 성인 기준 3~5킬로그램 정도이다. 그렇게나 되는 머리의 무게를 당신의 목이 받치고 있다. 생전 운동을 안 하다가 운동을 하니, 목의 근육에 힘이 들어가는 것 자체가 아프다고 느껴지는 것이다.

걱정 마라. 아픈 것이 아니다. 푸시업을 할 때 팔이 터질 것 같고 어깨가 뜯겨 나갈 것 같은 느낌과 동일한 느낌이니 걱정 안 해도 된다. 오히려 당신의 목은 건강해지고 있다.

크 런 치

크런치는 복근의 위쪽부터 수축을 시작하는 운동이다. 위쪽부터 힘이 들어가기에 대부분 상복근운동이라고 알고들 있다. 복근은 나뉘어 있는 근육이 아니라는 것 정도만 알고 운동을 시작하자.

3가지 방법의 크런치를 찍어보았다. 손이 허벅지에 있을 때, 귀 옆에 있을 때, 팔을 귀 뒤로 뻗었을 때이다. 이 3가지의 차례대로 난이도가 올라간다. 본인이 가능한 크런치를 하면 된다.

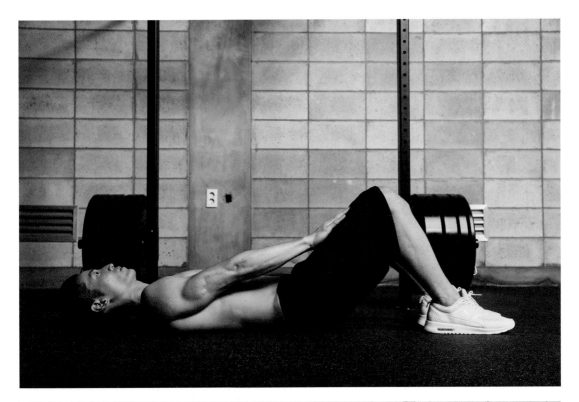

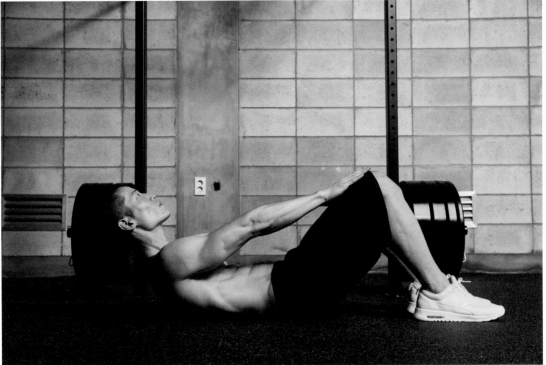

매트나 이불을 깔고 눕는다. 무릎을 90도로 접고, 손바닥을 허벅지에 올리고, 호흡을 내쉬면서 손이 무릎에 닿을 때까지 올라간다. 2초 정도 머무르다가 호흡을 마시며 내려온다. 반복한다.

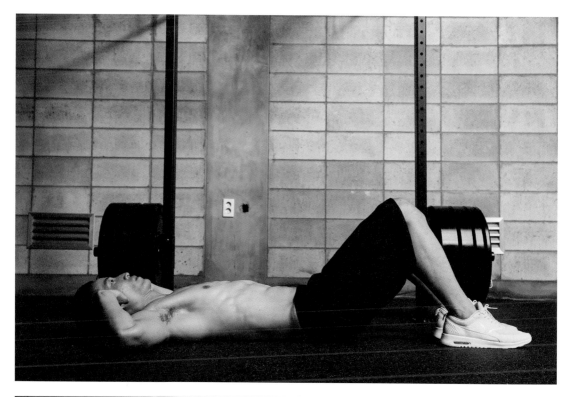

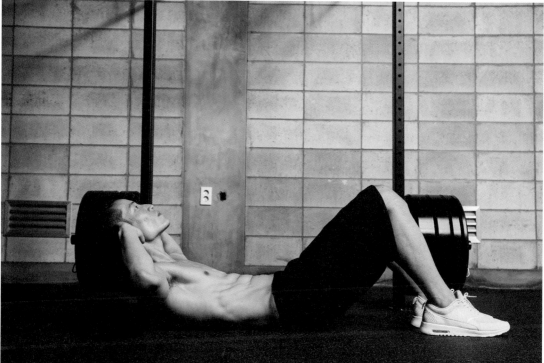

매트나 이불을 깔고 눕는다. 무릎을 90도로 접고, 손을 귀 옆에 놓는다. 호흡을 내쉬며 반동 없이 복근의 힘만으로 올라갈 수 있는 최대 지점까지 올라간다. 2초 정도 머무르다가 호흡을 마시며 내려온다. 반복한다.

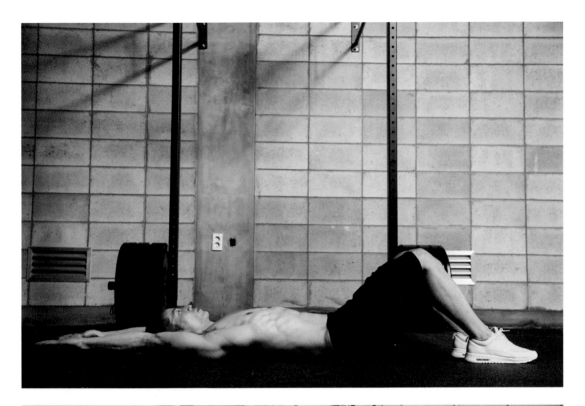

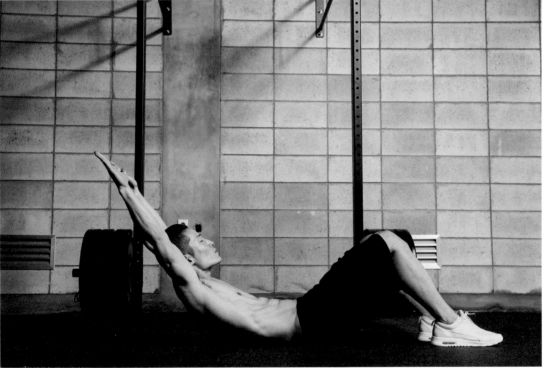

매트나 이불을 깔고 눕는다. 무릎을 90도로 접고, 손을 곧게 뻗어서 귀 뒤로 넘겨준다. 호흡을 내쉬며 복근의 힘으로 올라갈 수 있는 최대 지점까지 올라간다. 2초 정도 머무르다가 호흡을 마시며 내려온다. 반복한다.

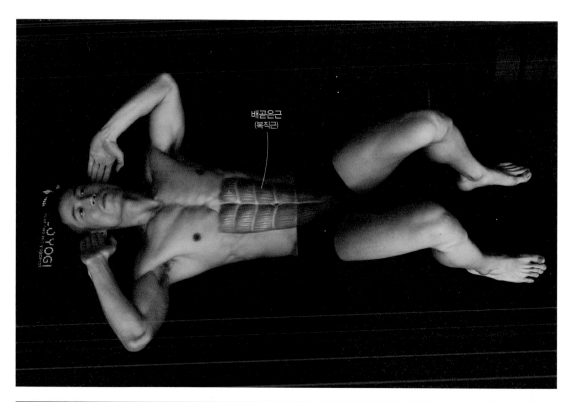

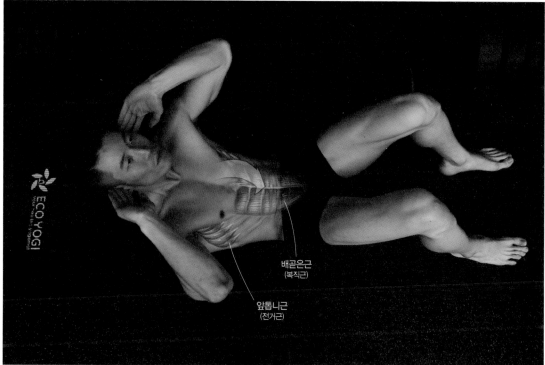

위에서 보았을 때 복근이 수축하는 모습을 보자.

레 그 레 이 즈

레그레이즈는 복근 아래쪽부터 수축을 시작하는 운동이다. 아래쪽부터 힘이 들어가기 때문에 대부분 하복근운동이라고 알고들 있다. 복근은 나뉘어 있는 근육이 아니라는 것 정도만 알고 운동을 시작하자.

3가지 방법의 레그레이즈를 찍어보았다. 근력에 따라 무릎을 접고 시작하는 레그레이즈, 무릎을 펴고 시작하는 레그레이즈, 조금 간지럽다면 크런치 올라온 상태에서 레그레이즈이다.

'허리가 아파서 도저히 못 하겠다'는 이들을 위해 아주 기본적으로 버틸 수 있는 운동인 플랭크를 추가로 찍었다. 레그레이즈가 도저히 안 된다면 초반에는 플랭크를 해본다.

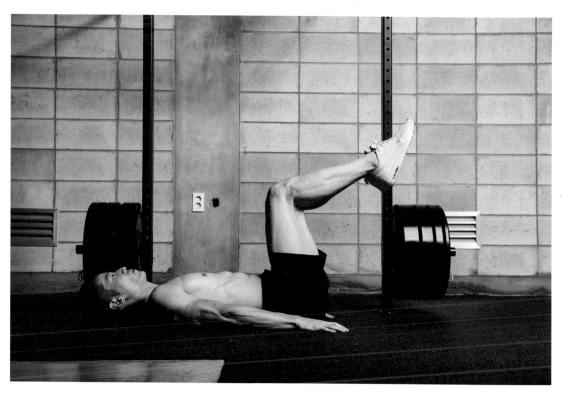

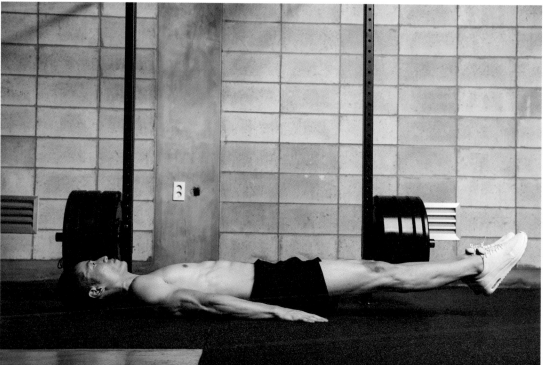

매트나 이불을 깔고 누워서 손을 상체 옆으로 뻗는다. 무릎을 90도로 접어서 올렸다가. 내릴 때는 곧게 펴서 바닥에 닿기 5센티미터 전에 멈춘다. 호흡은 내릴 때는 들이마시고 올릴 때는 뱉는다.

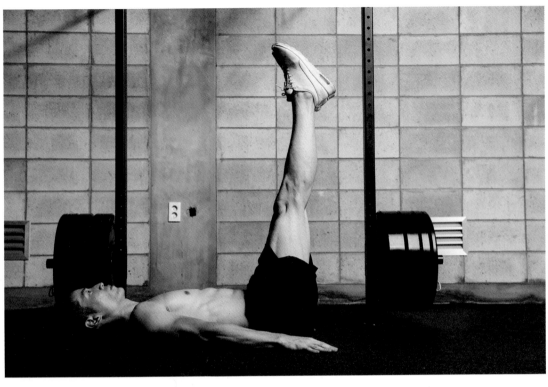

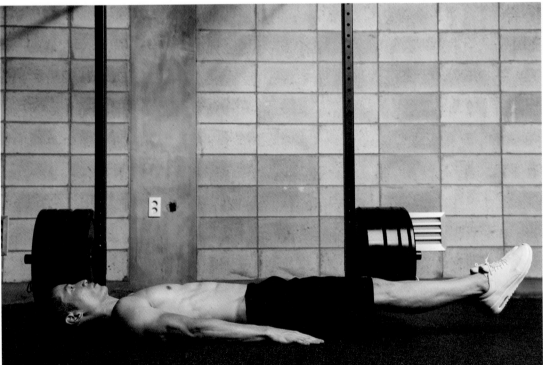

매트나 이불을 깔고 누워서 손을 상체 옆으로 뻗는다. 무릎을 곧게 펴서 올리고, 발끝을 곧게 펴서 상하체의 각이 90도가 되도록 한다. 내릴 때는 무릎을 곧게 펴서 바닥에 닿기 5센티미터 전에 멈춘다. 호흡은 내릴 때는 들이마시고 올릴 때는 뱉는다.

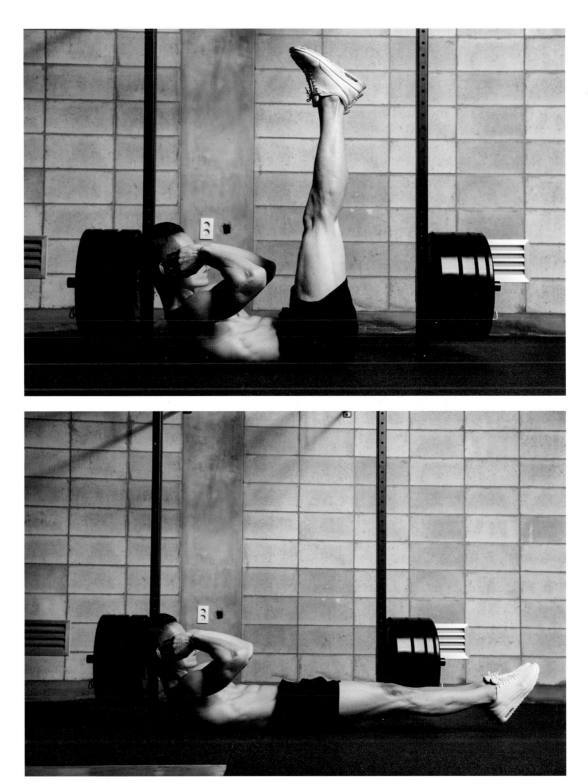

매트나 이불을 깔고 누운 다음 손을 귀 옆에 놓는다. 상체는 크런치 올라간 상태로 고정을 시킨다. 무릎을 곧게 펴서 올리고, 발끝을 곧게 펴서 상하체의 각이 90도가 되도록 한다. 내릴 때는 무릎을 곧게 펴서 바닥에 닿기 5센티미터 전에 멈춘다. 호흡은 내릴 때는 들이마시고 올릴 때는 뱉는다.

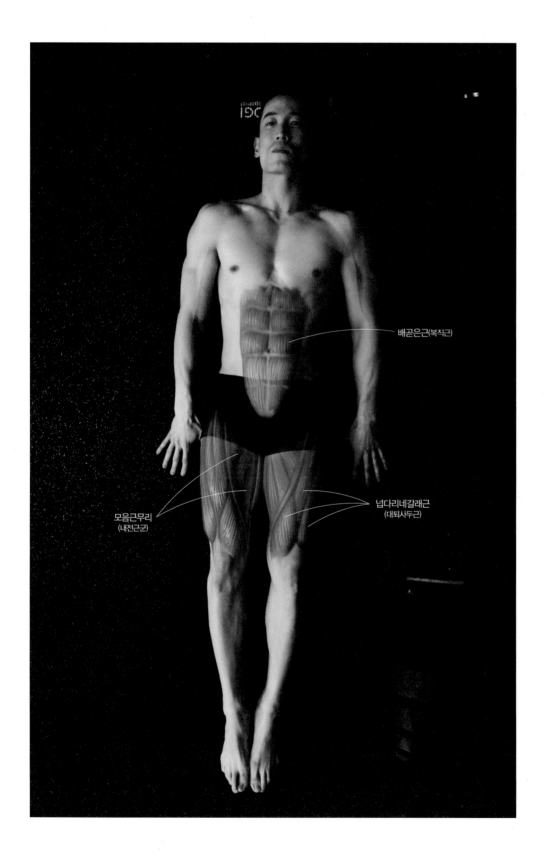

배곧은근(복직근)

모음근무리
(내전근군)

넙다리네갈래근
(대퇴사두근)

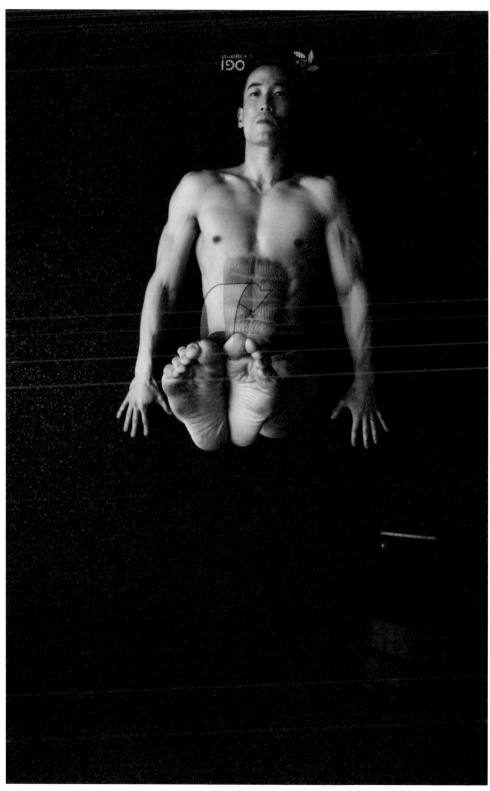

위에서 찍어본 모습이다. 참고하자.

프론트 플랭크와 사이드 플랭크

플랭크는 정적인 근육운동의 대표라 할 수 있다. 쉽게 말하자면 수축한 상태로
버티면서 근육을 자극하는 것이다. 허리가 아프다거나 근력이 너무 약해서 다
른 복근운동을 버틸 수 없을 때 쓰는 운동법이다.

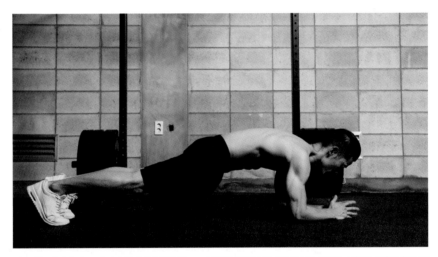

팔꿈치를 바닥에 대고, 다리와 엉덩이에 힘을 주고, 크런치를 하듯이 허리를 동그랗게 말고, 복근에 최대한 힘을 주
고 버틴다. 플랭크는 어깨가 버텨주어야 하기 때문에, 어깨에도 조금의 자극을 줄 수 있다.

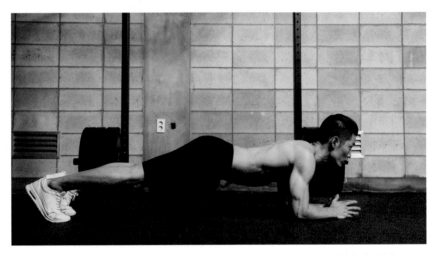

이 사진은 복근에 자극이 덜 갈 수밖에 없는 잘못된 자세의 예시이다. 둘 다 해보면 무슨 말인지 알 것이다.

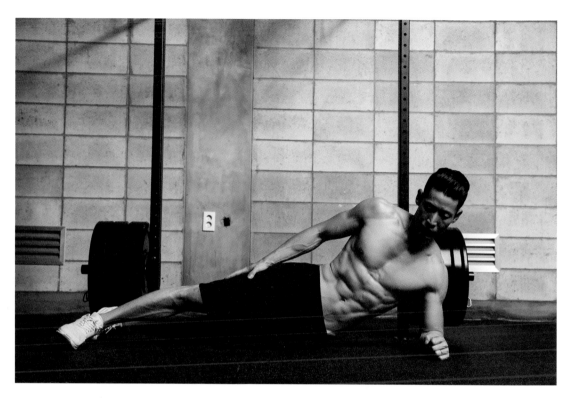

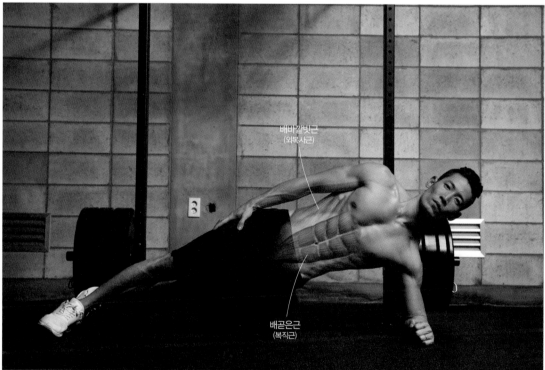

배바깥빗근
(외복사근)

배곧은근
(복직근)

사이드플랭크는 복부 옆쪽, 전거근과 외복사근까지 자극을 줄 수 있는 운동인데, 쉬워 보이지만 안 쓰던 근육을 써야 하기 때문에 실제로는 힘들다. 꼭 운동할 때만이 아니라 집에서 텔레비전을 보며 시도 때도 없이 해도 좋은 운동이다. 팔꿈치로 몸을 받쳐서 양발을 옆으로 나란히 놓고, 앞으로 기울지 않도록 곧게 옆으로 들어 올리면 된다.

전 신 스 트 레 칭

자동차로 예를 들어보겠다. 여름에는 덜하지만 겨울에 시동을 걸면 평소보다 RPM이 많이 뜨며 평소보다 큰 소리가 난다. 이때 3분 정도 예열을 해줘야 RPM이 안정되면서 소리도 조용해진다. 또한 본격적으로 달리기 전에 타이어 온도도 올려줘야 한다. 딱딱하게 굳어 있던 타이어가 열을 받아 쫀득쫀득해지게 만들어야, 미끄러지지 않고 최상의 주행을 할 수 있기 때문이다. 주행을 마치면 잠시라도 부드럽게 주행해주거나, 잠시 시동을 켜두었다가 차에서 내린다.

우리 몸도 마찬가지이다. 가만히 앉아 있다가 갑자기 움직이면 무리가 온다. 다칠 수도 있고 담이 걸릴 수도 있다. 웜업을 예열이라고 쳐보자. 그럼 스트레칭은 타이어 웜업, 마무리 스트레칭은 쿨다운이라고 할 수 있다.

첫 번째, 웜업을 해서 몸에 열을 올린다

두 번째, 몸에서 꺾이는 부분은 모조리 꺾어주고 늘려주며 이제 달릴 거라고 신호를 보낸다

세 번째, 운동을 마치면 '수고했어'라고 내 몸에게 말해주며 조금씩 열을 식혀주고 늘려주고 마무리한다

이 3가지 과정을 절대 생략하지 말자. 돈 주고 산 차는 그리 아끼면서 왜 내 몸은 막 다루는가? 스트레칭은 간단하다. 근육의 결을 알고, 그 결대로 아프지 않을 만큼 천천히 늘려주면 된다.

닭가슴살이 뭘까? 닭의 가슴이다. 치킨을 먹을 때 닭가슴살의 결을 무시하고 찢으면, 찢어지는 게 아니라 뜯어진다. 결대로 찢으면 아주 얇게도 찢을 수 있다. 사람의 근육도 그와 마찬가지로 결이 있다. 그 결대로 늘려준다고 생각하면 된다.

그렇다면 스트레칭 시간은 얼마쯤이 적당할까?

너무 오래 한다고 좋은 것도 아니다. 운동 전후, 5분 내로 끝내자. 스트레칭 전에는 꼭 몸을 덥혀야 한다. 일종의 예열이다. 따뜻하게 열이 올라 릴렉스된 상태가 아닐 경우, 갑자기 늘리면서 근육이 놀라 확 잡아버리는 일명 '담'에 걸릴 수 있다. 확 뭉친 근육이 자연스레 풀리는 데에는 며칠이나 걸린다. 그 며칠은 운동을 못 하니까, 결국 웜업과 스트레칭에서 아끼는 시간보다 훨씬 손해 볼 수 있다는 말이다.

복잡하게 생각하지 말고, 몸에 열이 나게 뛰든 자전거를 타든 열심히 열을 내고 땀이 확 나오는 느낌이 들 때 스트레칭을 하자. 다음 사진을 참고해서 하면 된다.

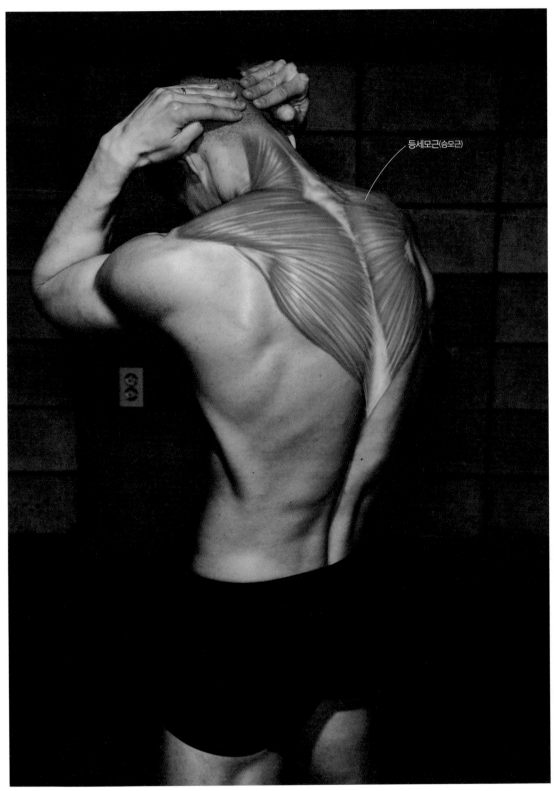

등세모근(승모근)

먼저 팔을 사용해 목을 앞뒤 양옆으로 최대한 젖혀준다. 각 동작별로 5초면 된다. 목은 성인 기준 3~5킬로그램이나 무게가 나가는 머리를 늘 받치고 있어서, 별거 아니라 생각하기 쉽지만 꽤나 스트레스를 많이 받고 있는 근육이다.

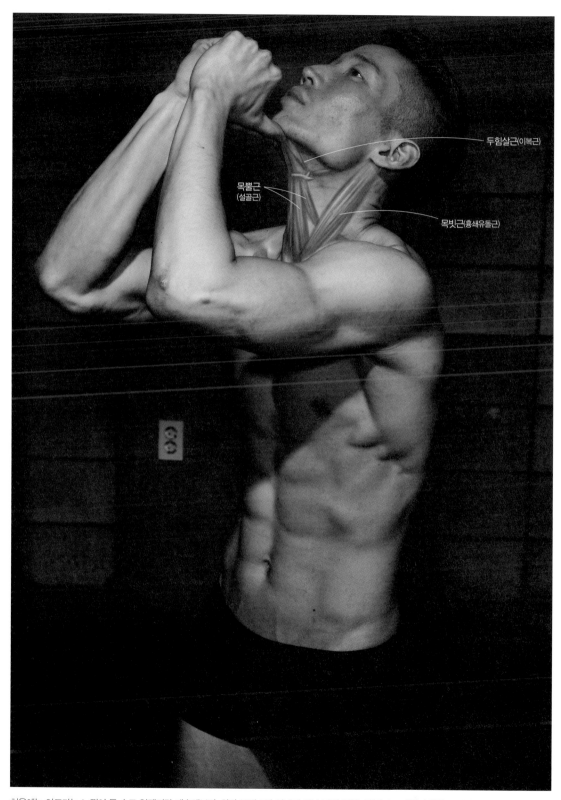

두힘살근(이복근)

목뿔근
(설골근)

목빗근(흉쇄유돌근)

처음에는 아프다는 느낌이 들 수도 있겠지만 계속해보자. 하다 보면 1달 이내에 꽤나 많이 젖혀지면서 스트레칭만 했을 뿐인데도 꽤나 시원하다는 느낌이 들것이다.

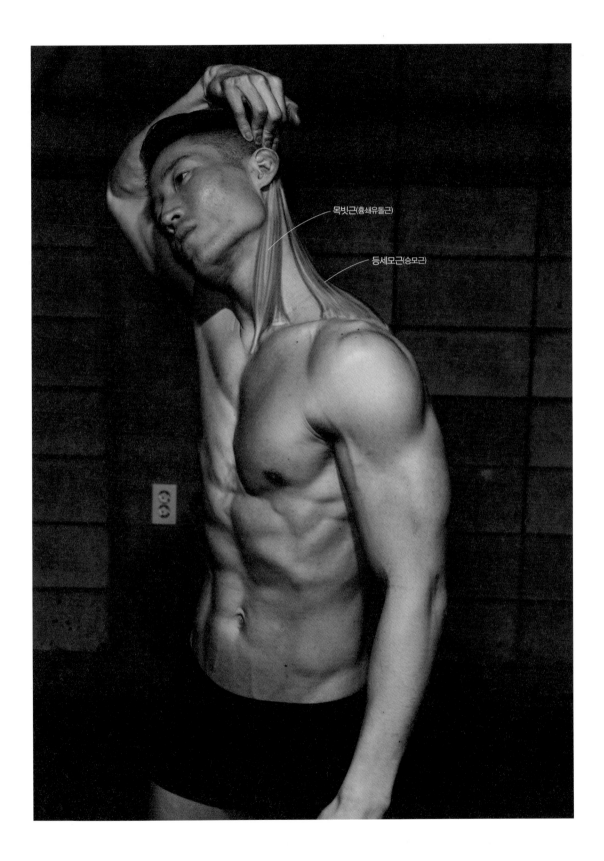

목빗근(흉쇄유돌근)

등세모근(승모근)

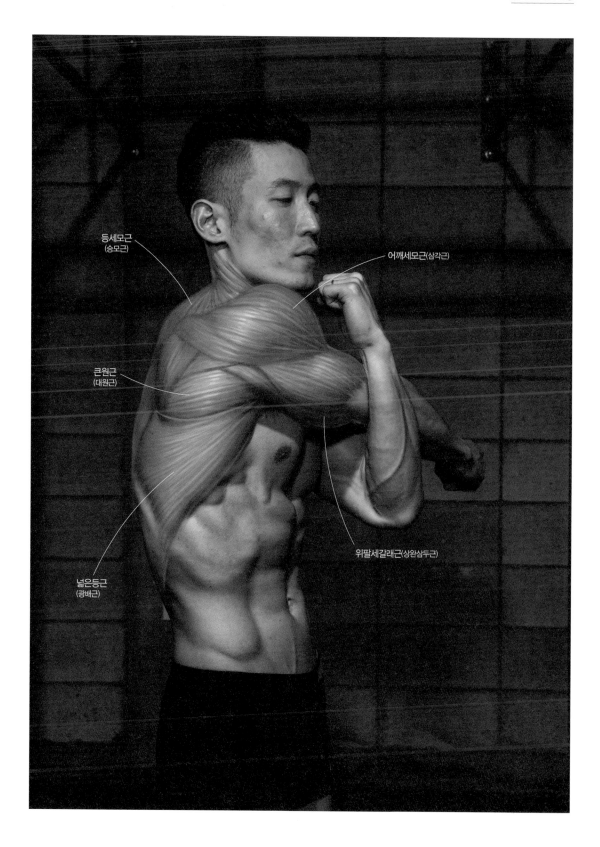

등세모근
(승모근)

어깨세모근(삼각근)

큰원근
(대원근)

위팔세갈래근(상완삼두근)

넓은등근
(광배근)

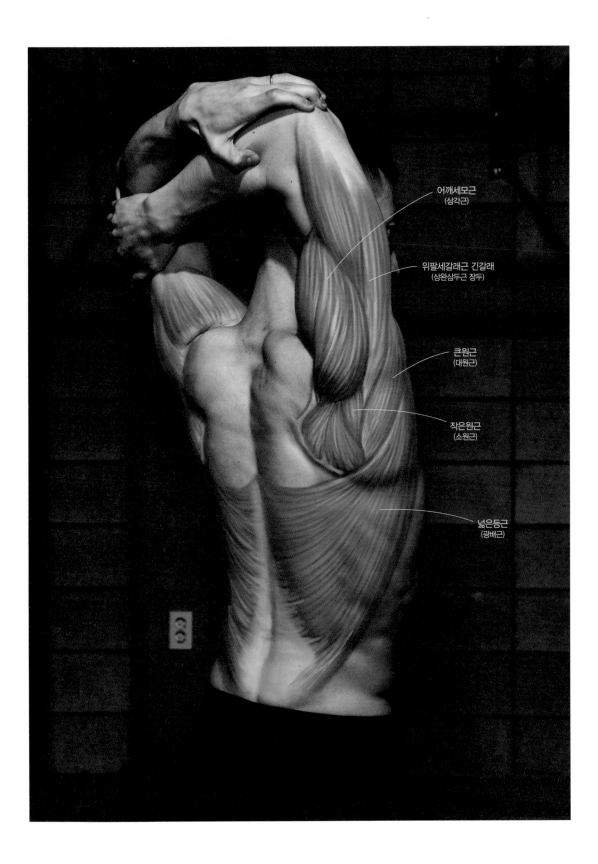

어깨세모근
(삼각근)

위팔세갈래근 긴갈래
(상완삼두근 장두)

큰원근
(대원근)

작은원근
(소원근)

넓은등근
(광배근)

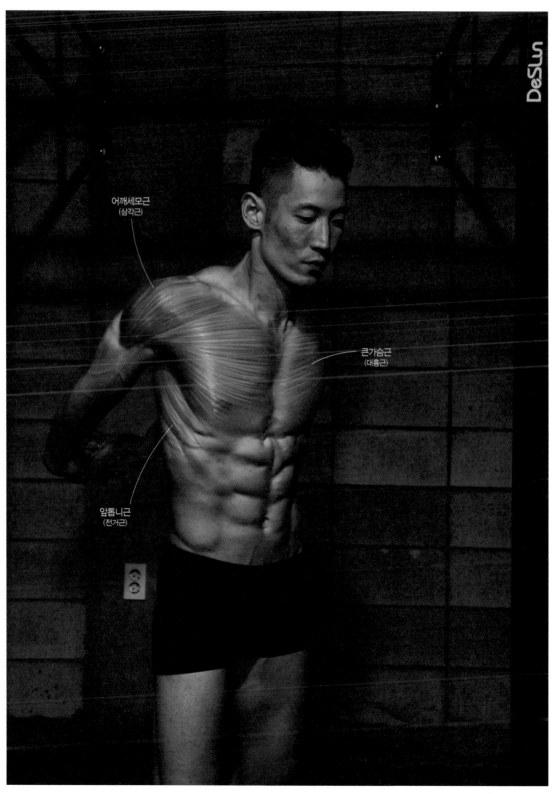

어깨세모근
(삼각근)

큰가슴근
(대흉근)

앞톱니근
(전거근)

DeSun

그다음에는 어깨를 전체적으로 풀어준다. 앞뒤 양옆으로 풀어줘야 하는데, 이때 어깨와 맞물려 앞으로 뻗은 가슴근육도 함께 풀어준다.

다음으로는 손목과 팔 아래쪽을 늘려준다. 아래위로 꺾어서 버티면 된다. 사진상으로 표현하기 어려워 생략했으나, 주먹을 쥐고 360도 돌려주는 동작도 함께하는 게 좋다. 손목은 하체운동을 제외한 모든 운동에 스트레스를 받기 때문에 꽤나 신경 써서 풀어주는 것이 좋다.
여담인데 난 정말 시간이 없으면 손목과 어깨만 돌려주고, 골반 한 번 찢어주고, 바로 운동에 들어가는 경우도 있다.

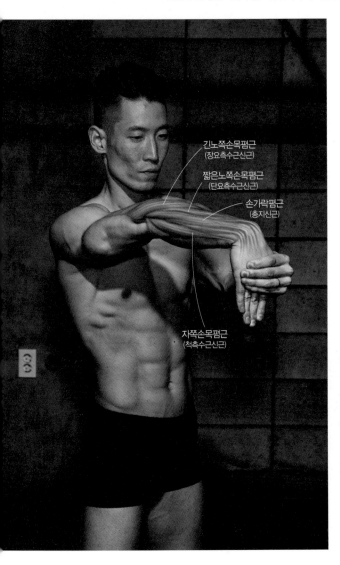

긴노쪽손목폄근
(장요측수근신근)

짧은노쪽손목폄근
(단요측수근신근)

손가락폄근
(총지신근)

자쪽손목폄근
(척측수근신근)

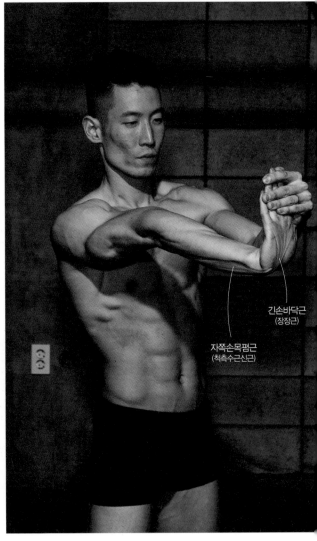

긴손바닥근
(장장근)

자쪽손목폄근
(척측수근신근)

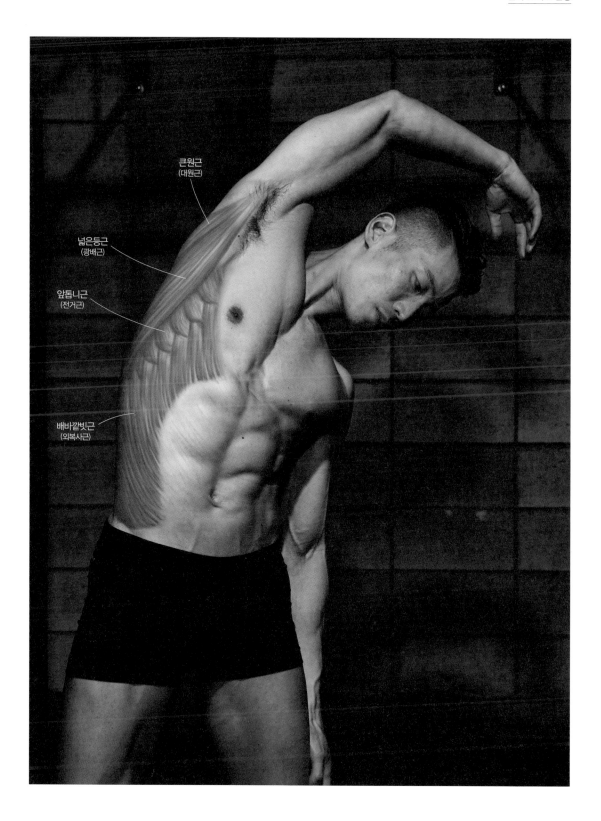

큰원근
(대원근)

넓은등근
(광배근)

앞톱니근
(전거근)

배바깥빗근
(외복사근)

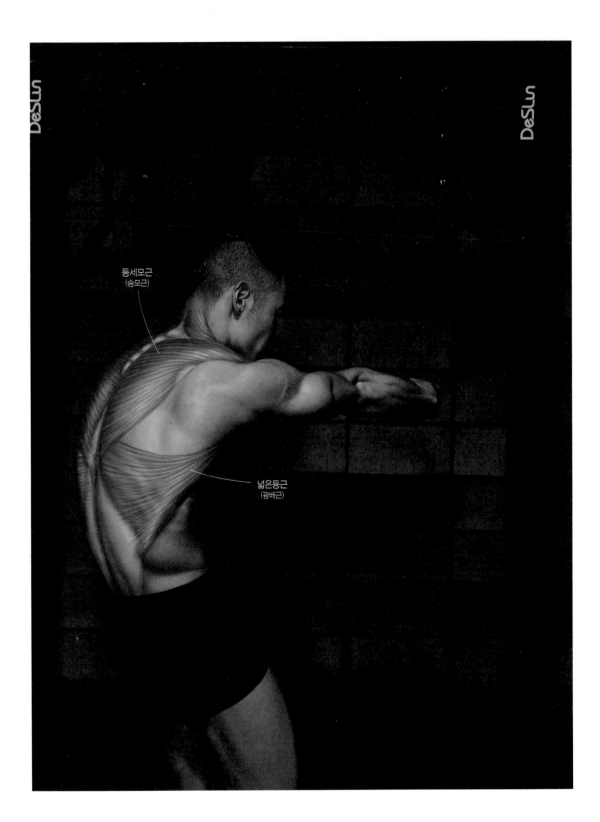

등세모근
(승모근)

넓은등근
(광배근)

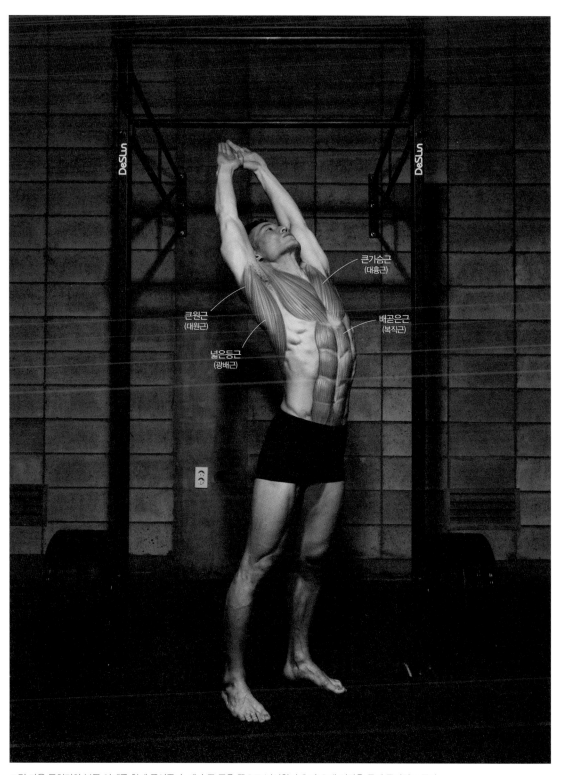

큰가슴근
(대흉근)

큰원근
(대원근)

배곧은근
(복직근)

넓은등근
(광배근)

그런 다음 등허리와 복근 어깨를 함께 풀어준다. 꽤나 큰 근육 쪽으로 넘어왔기에 더 오래 시간을 들여 풀어줘도 좋다.

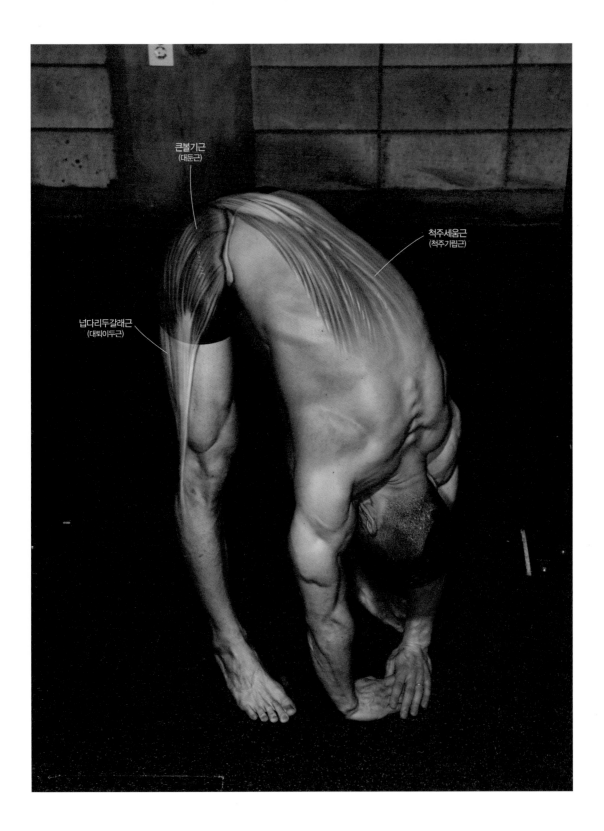

큰볼기근
(대둔근)

척주세움근
(척주기립근)

넙다리두갈래근
(대퇴이두근)

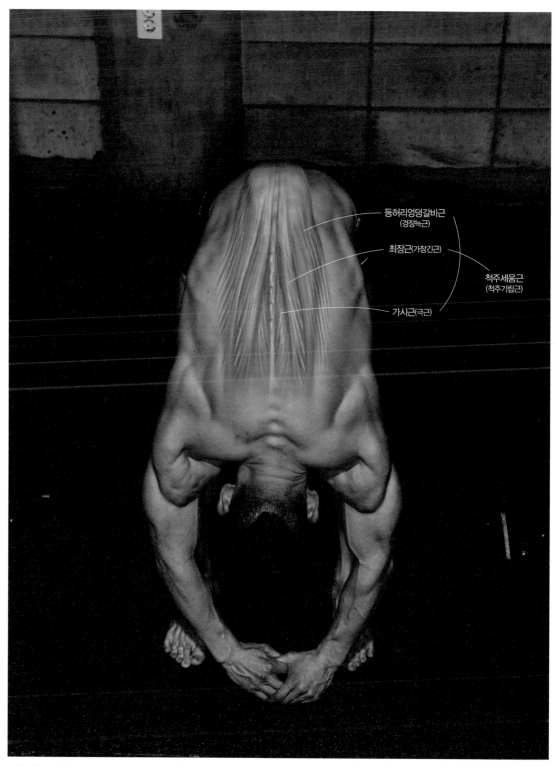

등허리엉덩갈비근
(경장늑근)

최장근(가장긴근)

척주세움근
(척주기립근)

가시근(극근)

그런 다음 등허리와 복근 어깨를 함께 풀어준다. 꽤나 큰 근육 쪽으로 넘어왔기에 더 오래 시간을 들여 풀어줘도 좋다.

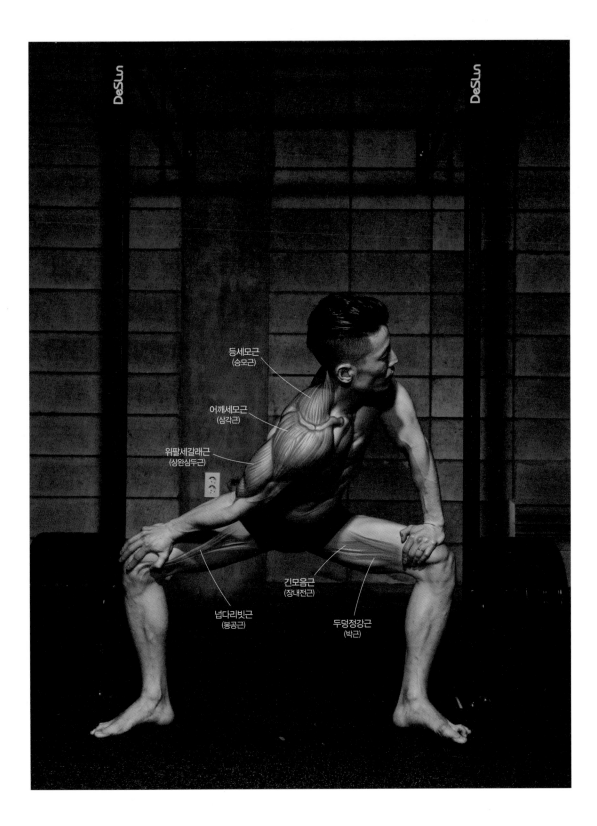

등세모근
(승모근)

어깨세모근
(삼각근)

위팔세갈래근
(상완삼두근)

긴모음근
(장내전근)

넙다리빗근
(봉공근)

두덩정강근
(박근)

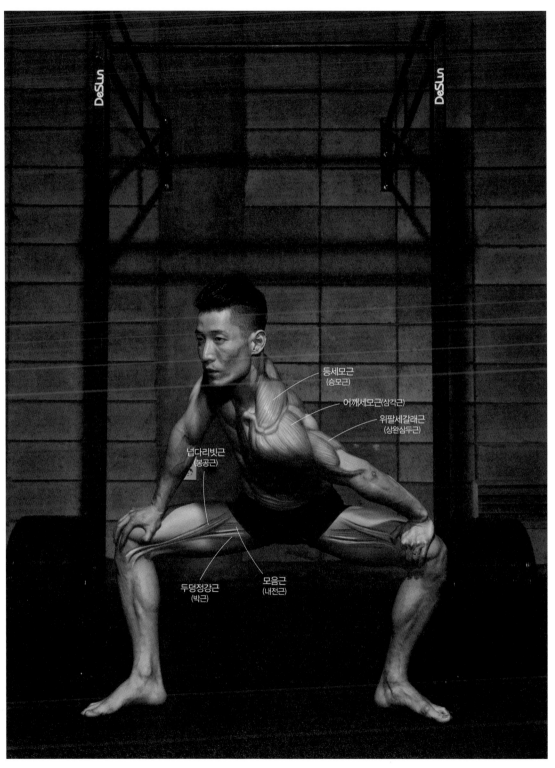

등세모근
(승모근)

어깨세모근(삼각근)

위팔세갈래근
(상완삼두근)

넙다리빗근
(봉공근)

두덩정강근
(박근)

모음근
(내전근)

그다음은 옆구리이다. 옆구리는 주로 사용하는 근육이 아니라서, 운동할 때 쉽게 부상이 올 수 있다. 꼭 풀어주고 가야 한다.

이 3가지 동작은 다리 안쪽과 바깥쪽을 늘려주고, 다리 앞쪽을 늘려준다.

스트레칭도 디테일하게 나눠 보자면 수백 가지가 있겠지만, 여기서는 큰 근육을 위주로, 내가 주로 하는 동작을 중심으로 선별해봤다.

이제 전신의 큰 근육은 모두 다 풀렸을 것이다. 여기까지 끝마쳤다면 본격적인 운동으로 돌입해보자.

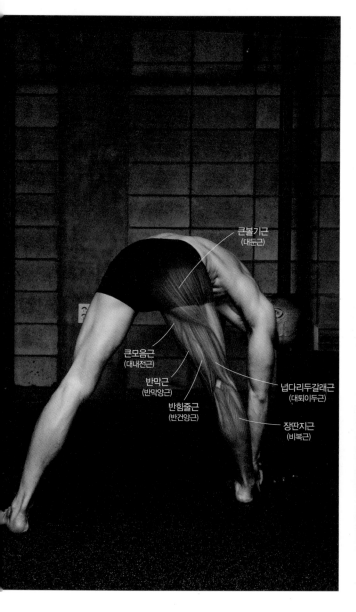

근볼기근
(대둔근)

큰모음근
(대내전근)

반막근
(반막양근)

반힘줄근
(반건양근)

넙다리두갈래근
(대퇴이두근)

장딴지근
(비복근)

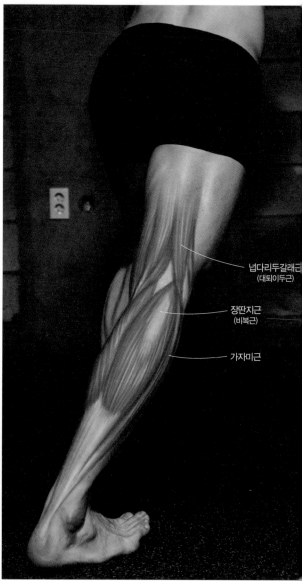

넙다리두갈래근
(대퇴이두근)

장딴지근
(비복근)

가자미근

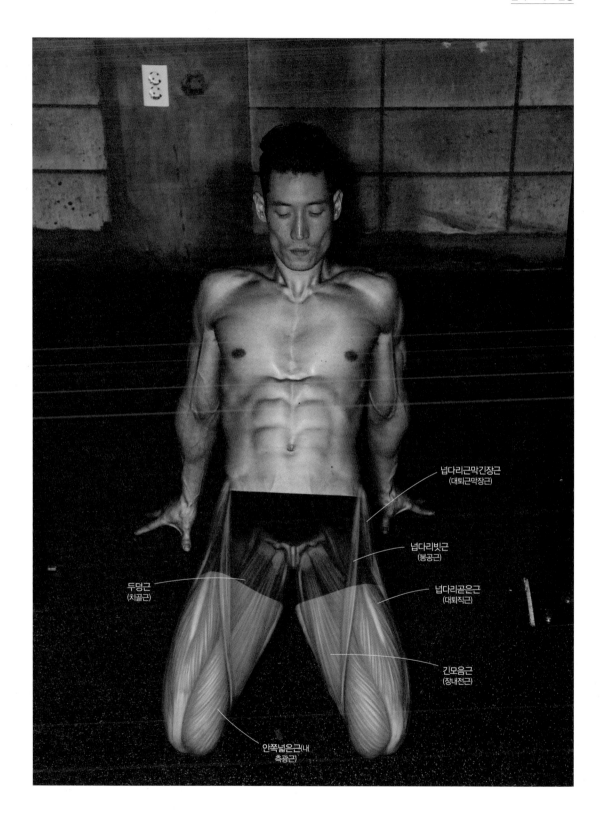

넙다리근막긴장근
(대퇴근막장근)

넙다리빗근
(봉공근)

넙다리곧은근
(대퇴직근)

긴모음근
(장내전근)

두덩근
(치골근)

안쪽넓은근(내
측광근)

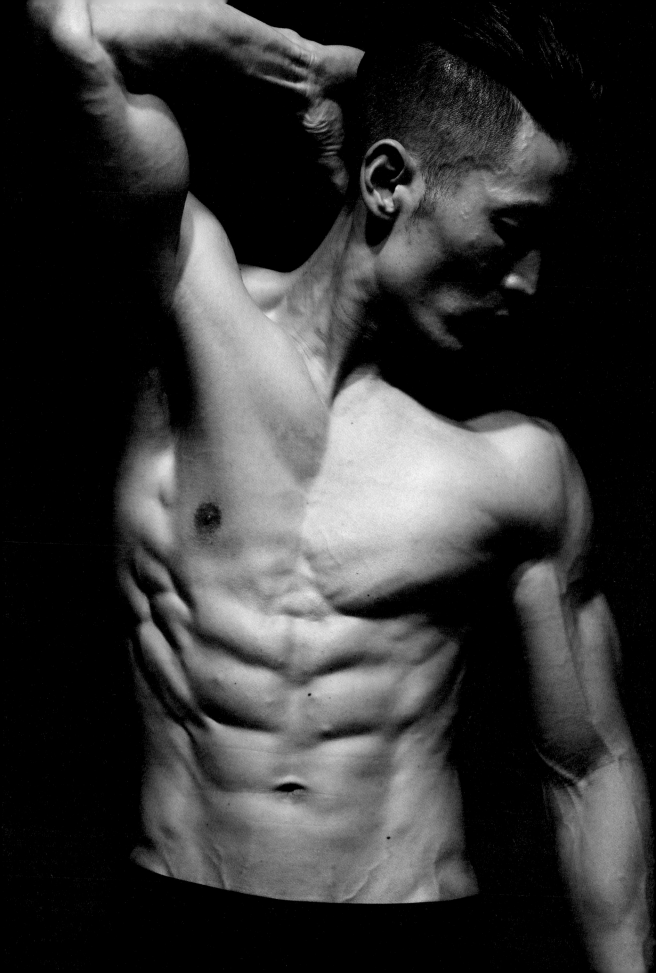

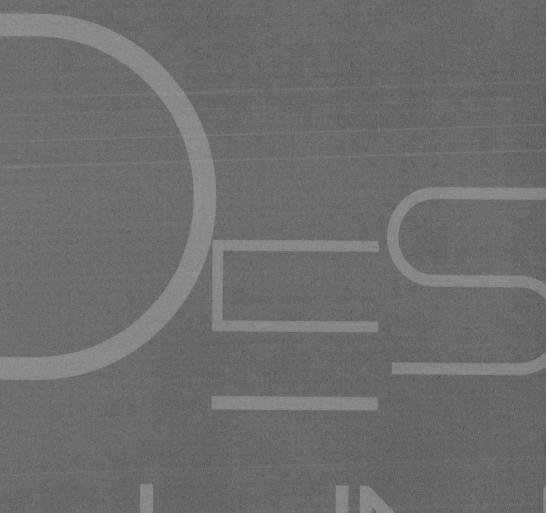

데스런이

알려주는

퍼펙트보디

만들기

"시간이 나면 운동을 하겠다?"

말도 안 되는 소리이다. 시간 나면 퍼지고 싶은 게 사람 심리이다. 나도 마찬가지이다.

운동은 '시간을 내서' 하는 거다. 출근이 아침 6시 반이고 퇴근이 밤 12시라고? 잠들기 전이나 일어나자마자 30분. 그거면 충분하다. 길게 시간을 빼서 운동한다고 해도, 그 시간을 온전히 운동에 집중할 수 있을 거라 생각한다면 완벽한 오산이다. 오히려 짧고 굵은 운동이 효과적이다.

나도 때로는 매일 운동하는 게 싫다. 가끔 이렇게 나태해질 때면 13년 전, 군대 시절의 내 모습을 떠올린다.

이등병 때, 화장실에서 변기 붙잡고 5분 만에 푸시업을 200개씩 했다. 도저히 짬이 안 될 일병 때부터 샤워 시간 20분 만에 모든 운동을 끝내고 씩씩대며 침상을 닦았다. 그렇게 짬짬이 했던 운동이 쌓여서 지금의 내가 된 것이다.

할 수 있다. 언제라도, 짧게라도 꼭 시간을 빼서 나에게 조금씩 투자하자.

운동기구가 없어서
운동을 못한다

데스런의 취지는 운동기구와 시설 없이도 할 수 있는 운동법을 만드는 것이었다. 내 몸만 가지고도 충분히 할 수 있다. 단점은 웨이트트레이닝보다 훨씬 까다롭고 힘들다는 것 정도?

웨이트트레이닝은 대부분 고립을 시키고 한 부위에 집중할 수 있는 운동법으로 구성되어 있다. 맨몸운동은 거의 모든 운동이 전신의 근육을 고르게 사용해야 하는 복합운동으로 구성되어 있다.

어깨와 가슴을 만들고 싶다면 푸시업과 물구나무 푸시업을 하면 되고, 힙업과 탄탄한 다리를 만들고 싶다면 데드리프트나 맨몸스쿼트 또는 무게를 넣은 가방을 메고 스쿼트를 하면 되고, 멋진 뒤태를 만들고 싶다면 죽어라 턱걸이를 하면 된다.

아직 체력이 안 돼서 못 한다고? 그래서 지금 이 책을 읽고 있는 것 아닌가? 일단 그대로 따라 해봐라. 그리고 어느 정도 준비가 되면 필자의 전작《닥치고 데스런》으로 넘어가서 진짜 맨몸운동을 해라. 당신의 운동신경이 어느 정도 좋다고 해도 족히 2년은 깨나갈 수 있는 미션이 담겨 있다.

푸시업을 하는데 가슴이 아니라
어깨랑 팔만 아프다면

앞에서 일러스트로 자세히 보여주었던 근육의 구조로 다시 한 번 돌아가 보자. 어깨근육과 가슴근육 모두 팔 위쪽 뼈에서 뻗어 나간다. 그래서 이 2군데에 힘이 함께 들어가게 마련이다.

다만 가슴근육에 힘을 주는 법을 아직 모르기 때문에, 즉 어깨와 팔만으로 운동을 하기 때문에 어깨와 팔이 계속해서 아픈 거다. 하다 보면 왜 어깨에 힘이 들어가는

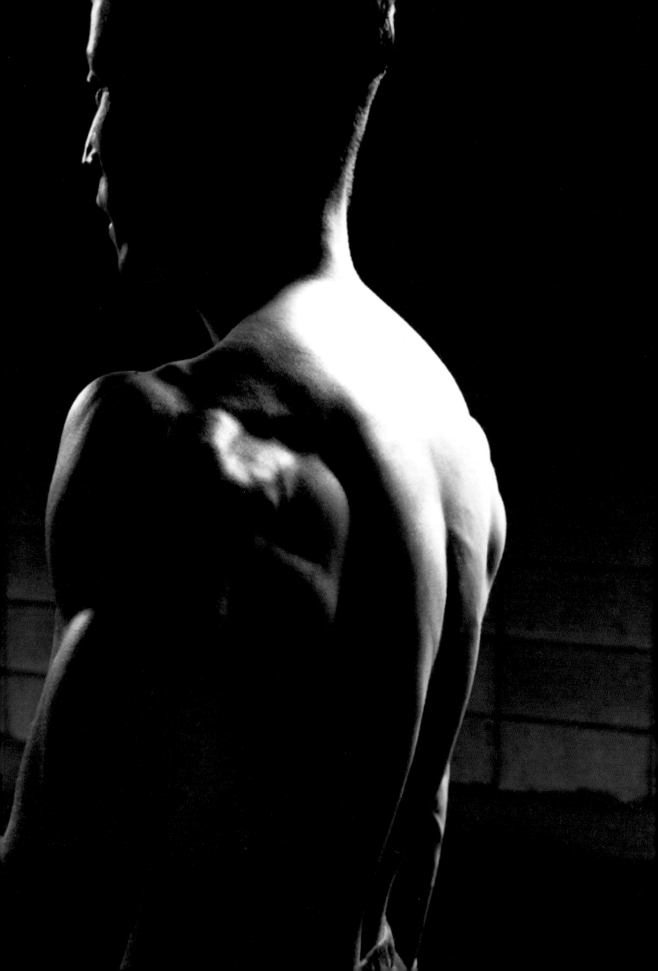

지, 팔 뒤에 힘이 들어가는지, 가슴에 집중을 하려면 어떻게 해야 하는지를 알게 될 것이다.

푸시업뿐만이 아니다. 스쿼트를 했는데 허리가 아플 수도 있고, 턱걸이를 했는데 전완근이나 이두근만 아플 수도 있다. 복근운동을 했는데 허리가 아플 수도 있다. 당연한 거다. 우리 몸은 한곳만 힘을 줄 수 없도록 설계되어 있다. 다른 부위가 힘을 서포트해줘야 그 부위에 운동할 수 있다고 생각하면 된다.

도 대 체 언 제 까 지 해 야
몸 짱 이 되 는 것 일 까

예전에 초대형 피트니스의 트레이닝팀에 몸담고 있을 때, 그때는 '3개월이면 몸을 만들 수 있다'는 거짓말을 했었다. 지금은 쪽팔려서 그런 거짓말 따윈 절대로 안 한다. 현재 나의 회원들은 기본 1년 이상, 적어도 2년은 바라보고 운동을 한다.

3개월 만에 몸짱으로 만들어줄 수 있는 기술은 없다. 더 이상 그런 '단기간 속성 운동'을 내걸고 호객하는 콘텐츠에 속지 말자. 타고난 근육이 생기는 속도에 따라 개인차가 심하다. 어떤 경우는 1년도 안 되어 몸짱이 될 수도 있다.

하지만 모든 일은 최악의 상황을 대비하고 있어야 충격이 적은 법. 기간 따위 상관 없이 '될 때까지!'를 목표로 잡고 가자. 잘할 필요도 없다. 그저 나 혼자의 싸움이다. 천천히 가든, 빨리 가든, 잘 가든, 남들보다 느리게 가든, 목표까지 가기만 하면 되는 것 아닌가?

정 체 기 는 대 체 무 엇 ?

보통 운동에 있어 정체기라 함은 운동을 하며 너무 피로가 쌓였거나 더 이상 발전

없이 그 자리에 머무는 것을 말한다. 물론 최선을 다하고도 정체기를 맞이하는 이들도 많다. 하지만 솔직히 더 이상 노력하기 힘들고, 먹을 건 참기 어렵고, 어디서 들은 건 있으니까 스스로 정체기라며 합리화시키는 경우가 내부분이었다.

후자의 경우가 아니라 진짜로 정체기라면, 몸에서 그간의 운동을 받아들이며 다음을 준비하는 기간이 필요한 것일 뿐이다.

다소 힘들긴 하겠지만, 그래도 이전처럼 똑같이 노력하며 운동을 하자. 멈춰 있던 기간 이상의 큰 도약이 기다리고 있다. 그리고 그걸 뚫었을 때의 성취감은 엄청나게 크다. 그냥 닥치고 하자. 정체기는 반드시 뚫린다.

각 자 의 취 약 부 위 를
공 략 하 는 법

예를 들어 팔근육은 너무 두껍고 다리는 여자친구보다 얇다면? 하지만 그렇다고 하체를 버릴 수는 없는 법이다. 기본적으로 전신운동을 다 돌고, 그런 다음 남은 힘을 하체운동으로 다 빼는 프로그램을 짜야 한다.

우리 몸은 전체적으로 균형을 이루려는 습성이 있기에, 한 부위만 운동한다고 해서 그 부위만 엄청 좋아지는 건 아니다. '전신운동을 하며 취약 부위를 보충해준다'는 생각으로 가야만, 한군데만 집중적으로 운동할 때보다 빠른 효과가 보일 것이다.

' 운 동 루 틴 ' 이 란 무 엇 인 가

'운동루틴' '운동루틴' 하는데, 이게 도대체 뭐길래 그럴까?

알고 보면, 결국 누군가 해보고 짜놓은 운동 프로그램일 뿐이다. 난 누군가 물어보면 항상 같은 대답을 한다.

"체력이 되는 대로 최대 지점까지 이것저것 섞어서 겪어보세요."

하지만 이건 베이직 단계를 끝내고 나서의 이야기이다. 이 책은 기본적인 체력과 근력을 만드는 구체적인 프로그램을 제시한다. 일단 그대로 따라가자. 그리고 그 다음에 전작《닥치고 데스런》의 프로그램으로 넘어가서 운동을 해보자.

예를 들어 나는 점프스쿼트 200개 후, 턱걸이를 50개 하고, 물구나무 푸시업을 100개 하고, 브이업을 100개 한다. 똑같이 할 수 있겠는가? 더 잘하는 이도 있을 것이고, 상상조차 못 할 이도 있을 것이다. 그렇기 때문에 운동 프로그램은 본인이 직접 부딪혀보고, 본인의 한계 지점을 파악한 후, 그 한계 지점을 조금씩 넘어가도록 스스로 구성해야 한다.

다들 쉽게 가고 싶은 생각에 남이 구성해놓은 프로그램을 따라 하고 싶어 하지만, 가장 좋은 것은 나 스스로 부딪혀보고 직접 구성하는 것이다.

초보자에게 코어 + 허리 아치를 강조하는 이유

코어는 말 그대로 몸의 중심부이다. 상체와 하체를 연결하는 몸의 가운데 부분이다. 이 가운데 부분의 근육이 힘을 제대로 써주어야만 상하체의 근육이 복합적으로 원활하게 돌아갈 수 있다.

가장 대표적인 예로 허리와 복근, 하체의 근육이 있다. 다리 힘은 되는데 왜 데드리프트 자세와 스쿼트 자세가 안 나올까? 왜 허리가 곧게 서 있지 못하고 앞으로 넘어갈까? 모두 코어가 약해서이다. 상체를 강하게 당기고 버텨줘야 하는 등근육이 힘을 못 쓰기에 못 버티는 것이다.

더 콕 짚어서 이야기하자면, 자세가 안 나오는 게 아니라 코어가 약해서 못 하는 거다. 막상 운동을 가르쳐보면 처음 스쿼트를 할 때나 데드리프트를 할 때, 100이면 100 허리가 앞으로 말려버린다. 아니면 조금밖에 못 내려가든지. 하지만 등운동과 복근운동, 엉덩이와 다리운동을 기본부터 고르게 시키다 보면, 바른 자세가 조금씩 나오기 시작하며 가동 범위가 커지기 시작한다.

허리가 활처럼 휘도록 아치를 그리게 시키는 이유는 '활처럼 휘도록 아치를 만든다'고 생각하고 덤벼도 일자가 될 만큼 허리를 펴는 게 힘들기 때문이다. 나중에 정말 아치를 그릴 만큼 힘이 강해진다면, 그때 가서는 조금 펴서 일자를 만들고 해도 불안하지 않고 안전하게 버틸 수 있을 것이다.

반 동 운 동 은 금 물 이 다

물론 반동을 사용해야만 하는 고난이도 운동도 있다. 하지만 당신의 목적이 운동 동작의 수행이 아닌 '몸만들기'라면 반동은 사용하지 않는 것이 좋다.

예를 들어 턱걸이를 하는데, 배치기로 반 이상을 올라가 놓고 개수만 채운다면? 이때 배치기로 올라간 20센티미터 정도는 근육의 힘이 아닌 반동으로 올라간 것에 불과하다. 그러니까 반동 작용에 따른 20센티미터만큼의 운동량과 근육의 자극점을 버린 것과 마찬가지란 얘기이다.

나도 가끔 반동을 써야 하는 동작에서는 쓴다. 하지만 근육을 제대로 자극하고 키우고 싶은 날은 천천히 모든 가동 범위를 다 쓰며 최대한 길게 근육을 자극한다. 일단 횟수만 잡을 것인지, 천천히 늘려도 몸을 선택할 것인지, 그 선택은 본인의 몫이다.

운 동 전 에 유 산 소 로 먼 저
살 을 빼 놔 야 하 는 것 인 가

상당히 어리석은 생각이다. 시간을 버린다고 생각하면 된다.

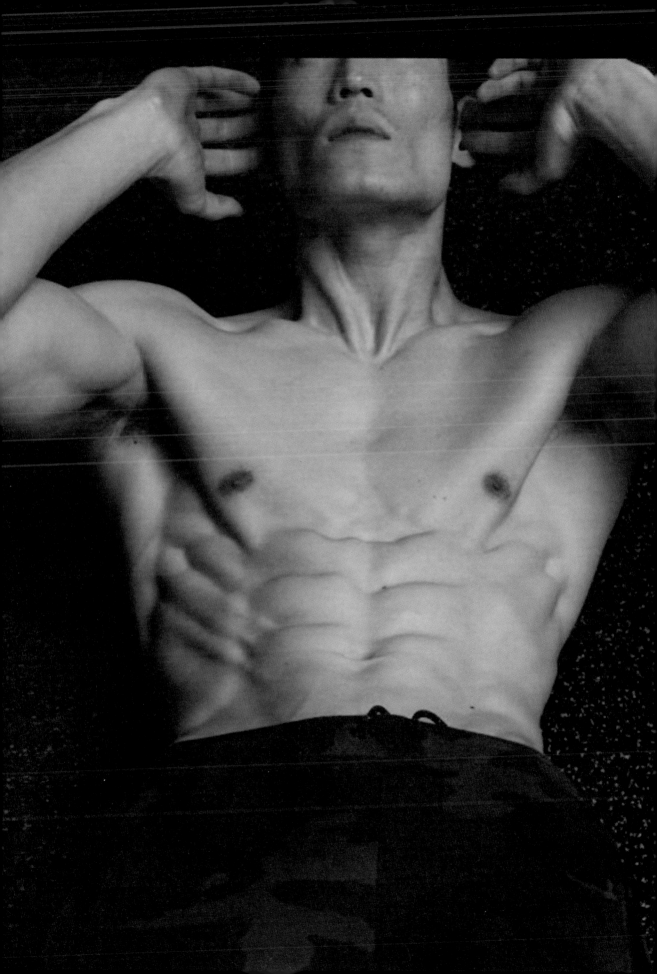

왜들 이런 생각을 하는 걸까? 아마 체중이 너무 불어 있는 상태에서 운동을 시작하면 버겁기 때문일 것이다. 하지만 유산소운동과 굶어서 살을 빼면 근육량도 같이 줄어든다. 결국 힘든 것은 마찬가지이다.

버겁더라도 근육운동을 하고, 근육에 필요한 음식을 먹으며, 근육량이 상승하든가 또는 굳히기 정도로 만들면서, 지방만을 걷어내고 늘어난 살가죽은 1년 이상의 버티기로 몸에 적응하며 당겨지기를 기다려라.

힘들 것이다. 당연히 힘들다. 나중에 운동을 잘하게 돼도 운동은 힘들다. 다시는 그때로 돌아가고 싶지 않거나, 지금의 모습을 잃고 싶지 않거나, 어떤 이유로든 과거로 돌아가지만 않으면 된다. 일단 지금 당장 근육운동을 시작해라.

맨 몸 운 동 으 로 도
벌 크 업 이   가 능 할 까

가장 많이 들었던 질문 중 하나이다.

웨이트트레이닝을 해본 사람이라고 치자. 밀리터리프레스, 숄더프레스를 몇 킬로그램 밀 수 있는가? 정석으로, 치팅 없이, 자신의 몸무게 이상을 밀 수 있는가?

그렇다면 맨몸운동으로 지금 이상의 벌크업은 힘들다. 하지만 그 이하라면 맨몸운동으로도 충분히 벌크업이 가능하다. 적어도 나 조성준의 몸까지는 말이다. 아니, 그 이상 갈 수도 있다.

나는 지금 내가 하려는 운동에 가장 적합한 무게를 찾은 것이고, 상당한 음식 조절을 하고 있다. 상상 이상으로 많이 참으며 5년을 살아왔다. 지금처럼 운동하고 먹는 것을 유지하지 않고 조금이라도 풀어버린다면, 5킬로그램 정도는 충분히 불릴 수 있을 것이다.

많은 이들은 푸시업 몇 개를 해보고 이렇게 말한다.

"맨몸운동은 약해."

데스런 유튜브채널로 가서 다양한 맨몸운동 영상을 찾아봐라. 강하게 자극을 줄 수 있는 맨몸운동? 차고 넘친다.

한 번 만든 몸, 유지 기간은 언제까지?

딱 잘라 말하겠다.

"평생 해야 한다."

죽기 살기로 2년 동안 운동해서 원하는 몸을 만들었다고 치자. 2달을 먹고 마시고 놀고 퍼져 있다 보면 식스팩은 온데간데없이 사라져버린다. 근육량도 급격히 감소하고 지방은 미친 듯이 차오를 것이다. 사람은 누구나 똑같다.

그나마 20대 중후반까지는 어떻게든 버틸 수 있다. 그런데 30대 중반에 접어든다면? 일주일이면 충분히 망가지고도 남을 시간이다. 그렇다면 이제는 당신들이 쉽게 갈 수 있는 가장 좋은 팁을 주겠다.

일단 죽기 살기로 몸을 만들자. 그리고 절대 망가지지 말자.

살다 보면 열흘 정도 여행도 갈 수 있고, 하루 이틀 정도 먹을 수도 있다.

열흘 여행의 기회가 있다면? 이건 인생에 몇 번 없을 휴식이다. 그냥 먹고 즐겨라. 나도 지난번에 열흘간 유럽 여행을 다녀왔는데, 지방으로만 4킬로그램이 올라오더라. 이걸 잡는 데 정확히 3주 걸렸다. 어쨌든 잡긴 다시 잡았다.

살다 보면 하루 이틀 정도는 먹을 수 있다. 한 1.5킬로그램 올라올 것이다. 3일이면 잡을 수 있다.

이렇게 만들고, 망가지는 즉시 다시 잡아라. 놓는 순간, 죽기 살기로 만들어둔 2년이 날아간다. 혹시나 망가진 기간의 2배나 걸려서 잡는 걸 죽어도 못 하겠다면 방법이 없다. 평생 그대로 먹는 것과 운동을 유지하고 살아야 한다.

어차피 1년, 1년, 살면 살수록 늙어가는 것이다. 줄곧 내 몸에게 부탁하고 싸우고

이기고를 반복하는 시간인 것이다. 본능에게 머리가 지면 안 된다. 늘 자신을 채찍질해라.

태 닝 을 하 면
몸 이 좋 아 지 는 것 같 다

나도 태닝을 엄청나게 했었다. 20대 시절의 일이다. 문득 어느 순간 태닝이 무척 귀찮게만 느껴지더라. 29세 때였다.

'내가 왜 이 짓을 하고 있을까?'

이런 생각하던 시점에 때마침 영화를 보게 됐다. 〈언디스퓨티드〉였는데, 이 영화에 출연했던 영국 배우 스콧 애드킨스를 봤을 때, 뒤통수에 큰 충격이 왔다. 그냥 허여멀건 게 완전 멋지더라. 그리고 깨달았다.

'그래 내 몸이 조금씩 안 좋아지고 있는데, 그걸 감추려고 색으로 덮고 있었구나.'

그때부터 다시 운동을 열심히 하기 시작했다. 지금 내 몸은 허여멀겋지만, 그래도 근섬유가 가닥가닥 다 보인다. 태닝 또한 선택이다. 하지만 몸도 안 만든 상태에서 검게 태닝만 하다면 그 또한 멋질 수 없다는 사실은 알고 있어야 한다. 일단 기본 옵션부터 만들자.

보 충 제 를 먹 어 , 말 아 ?

보충제는 말 그대로 원하는 영양분을 보충해주는 식품이다. 필자에게 묻는다면?

"먹지 마라."

물론 나의 사건이다. 대부분 '운동=보충제'라고 생각한다.

보충제에 들어 있는 단백질의 양과 닭가슴살 등 식품에 들어 있는 단백질의 양이

동일하다고 가정할 때, 닭가슴살 말고 보충제를 먹으며 운동한 몸이 훨씬 좋다. 그런데 신기하게도 끊으면 바로 거품 꺼지듯이 꺼진다.

왜 그럴까? 왜 같은 양의 단백질을 먹어도 보충제를 먹을 때 몸이 더 좋아진 걸까? 뭔가 이상하긴 하지만 너무 깊이 들어가지 않는 선에서 말하겠다. 보충제는 인위적으로 무언가를 뽑아내어 그대로 위로 들어간다. 그에 반해 자연식은 정상적으로 침과 섞여서 잘게 씹혀서 들어가고, 몸속에서 정상적인 소화 과정을 통해 만들어진 영양분이다. 둘 중 어느 쪽이 몸에 좋겠는가?

선택은 본인의 몫이다. 하지만 굳이 먹어야겠다면 비싸더라도 식약청에서 허가를 받았으며, 정상적인 유통방식을 통해 판매되는 제품을 먹어라. 싸다는 이유로 허가도 받지 않은 제품을 먹다가는 몸을 버릴 수도 있다.

체 중 조 절 은
어 느 정 도 가 적 당 한 가

체중에는 뼈의 무게, 지방의 무게, 근육의 무게, 혈액의 무게, 장기의 무게 등이 모두 포함되어 있다.

내게 키와 몸무게를 물어오는 이들이 엄청나게 많다. 그래서 난 같은 메시지를 복사해놓고 보내주곤 했다.

> 유전적으로 타고난 골격과 근육량 등 모든 게 다르기에 체중은 중요하지 않습니다

필자는 176센티미터라고 말하고 다니는 175센티미터 신장에 65킬로그램의 체중으로 살아가고 있다. 80킬로그램부터 59킬로그램까지의 몸으로 살아보면서 가장 베스트인 체중을 찾은 것이다.

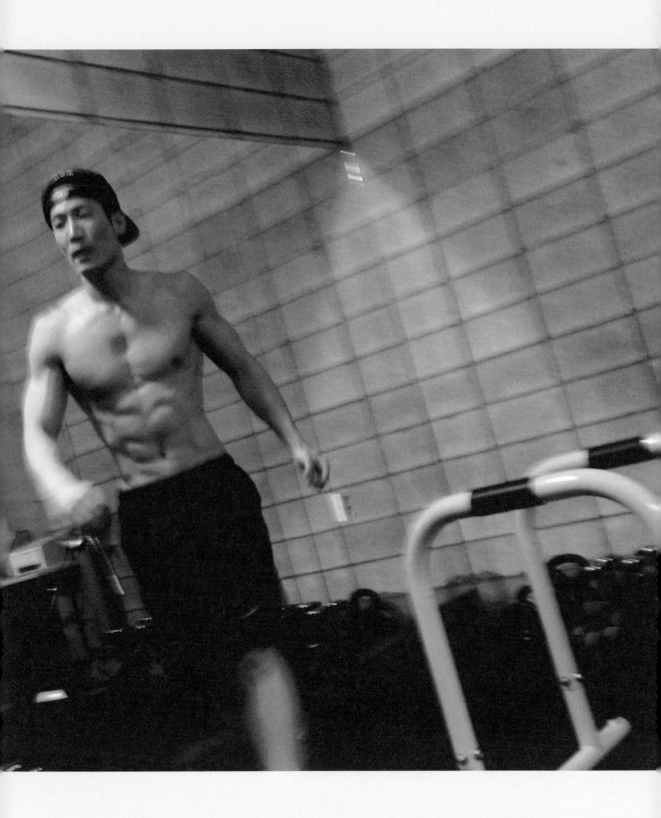

10년 전까지는 체중이 79~80킬로그램 정도였다. 허벅지가 맞으면 허리에 주먹 2개가 들어가는 바지, 어깨에 맞추면 제일 커다란 아빠 옷 같은 재킷 말고는 입을 옷이 없었다. 그래서 늘 트레이닝복에 헐렁한 청바지만 입고 다녔다. 키도 크지 않은 데다 옷걸이도 참 그랬던 시기였다.

나에게 65킬로그램의 체중이란 많은 것을 갖게 해준다. 옷을 입었을 때 가장 베스트한 옷걸이도 그렇거니와, 운동 시 가볍고 내 몸을 잘 컨트롤하게 해준다. 그렇기 때문에 직접 겪어봐야 한다고 말하는 것이다. 이 체중 저 체중을 왔다 갔다 하며 내게 가장 좋은 체중을 찾아보자. 그리고 그때로 돌아가서 굳히기에 들어가라. 그게 당신에게 가장 적당한 체중이다.

휴 식 의   중 요 성

운동 후에 근육통 또는 몸의 피로감이 온다. 근육이 수축과 이완을 반복하는 과정에서 생기는 현상이다. 얇은 실처럼 생긴 근육의 결이 늘어나고 당겨지며 살짝살짝 틀어지고, 그 틀어진 근육의 실에 영양분이 공급되고, 시간이 지나며 다시 회복되고, 또 상처가 난다. 이 과정이 반복되면 손바닥에 굳은살이 생기며 두터워지는 것과 같은 원리로 근육도 성장을 하는 것이다.

"운동은 매일 하는 게 좋아요, 아니면 이틀에 한 번 하는 게 좋아요??

이 질문에 대답은 이렇게 하겠다.

"누가 건드리기만 해도 갑자기 화가 확 날 만큼 아프다면 쉬세요. 하지만 별 뻐근함 없이 살짝 있는 정도라면 계속해도 됩니다."

휴식이라고 해도 사실 별것 없다. 그냥 운동을 하루 쉬고 일상생활을 하는 거다. 휴식에는 취침 시간이 중요한데, 몸은 일정하게 리듬 타는 것을 좋아하기 때문이다. 일정한 시간, 예를 들어 밤 11시부터 아침 7시까지 잔다면 습관적으로 그 시간에 몸이 모든 회복을 한다. 일정하게 자다가 어느 날 갑자기 새벽 2시에 깨어난다면, 갑자기 혈관이 서며 몸이 빵빵해지는 것을 느낄 수 있다. 원래라면 당연히 자야 하는 시간이므로, 거기에 맞추어진 몸이 회복 작업을 시작한 것이다.

웬만하면 몸의 리듬을 깨지 말고 먹어야 할 시간에 먹어주고, 자야 할 시간에 자주자. 너무 복잡하게 생각하면 스트레스만 받을 것이다.

힘들 때일수록 더해야 한다

누구나 운동은 한다. 하지만 결과를 뽑아내는 이가 있고, 하다가 나가떨어지는 이가 있다. 그 둘의 차이는 여기서 결정된다. 내가 자주 쓰는 말이 있다.

힘들기 전까지는 노동, 힘들 때부터는 운동

이거, 진짜 딱 맞는 말이다. 바퀴벌레는 3억5000만 년 전부터 현재까지 형태적인 변화 없이 지구가 변화하는 대로 적응하며 살아남았다. 하지만 인간은 진화를 거듭하고 있다. 그만큼 인간의 상황 적응력은 어마 무시하다는 뜻이다. 그런데 당신은 왜 못 하는가?

못 하는 것이 아니라 안 하는 것이다.

'못'과 '안'의 차이는 천지 차이이다. 당신은 팔굽혀펴기를 10개밖에 못 한다고 치자. 계속 10개를 하면 지금 몸 그대로 갈 수 있을 것이다. 하지만 20개를 향해 죽어라 노력하다 보면, 당신의 몸도 20개를 할 수 있는 능력을 갖추기 위해 온갖 노력을 다할 것이다. 그리고 언젠가 20개를 받아줄 때쯤이면 당연히 당신의 몸도 바뀌어 있을 것이다. 의지를 가져라. 정 못 하겠다면 억지로라도 "한두 개 더!"라고 외쳐라. 그리고 한두 개라도 더해라.

개 개 인 의 레 벨 에 따 른
운 동 강 도 와 발 전 속 도

초보자는 무슨 짓을 해도 근육통이 생기고, 몸이 좋아지는 듯 느끼게 된다. 중급자는 속도가 더디고, 상급자는 유지도 힘들다.

누가 봐도 상급자라고 한다면 더 이상 올라갈 생각은 말고, 거기서 버티기만 해라. 한 번 올라섰다면 유지하는 것은 처음 운동하는 이의 4분의 1 정도밖에 힘들지 않을 것이다.

초보자는 힘들지만 초보자 나름의 즐거움이 있다. 뭐든 운동만 하면 몸에서 반응이 오기 때문에 재미가 있다.

중급자는 멘탈이 가장 힘들다. 어느 정도 가진 것 같은데 더 가려니 너무 힘들고, 그냥 놓자니 너무 아까운 상태이다. 그리고 이러한 과정을 겪으며 다른 이와의 '비교'를 하게 된다. 그러면서 더 큰 스트레스를 받고 만다. '남'이라는 존재가 너무도 많기 때문이다. 예를 들어 같이 운동을 시작한 친구는 식스팩에 어깨 뽕까지 다 생겼다. 그런데 나는 그러한 변화가 없다면?

그때는 바로 자기 자신을 판단해봐야 한다. 정말로 최선을 다한 게 맞는가? 최선을 다했다면 초조해하지 말자. 그저 그 친구와 나는 유전적으로 타고난 플랫폼이 다른 것뿐이다.

자동차로 예를 들면 그 친구는 배기량 3,500시시짜리 엔진을 달고 태어난 대형차이고, 나는 999시시짜리 경차인 것이다. 이 2대로 레이스를 한다면 당연히 그 친구가 빠를 것이다. 하지만 운동은 빠르게 가든 느리게 가든, 언젠가 도착하는 것은 똑같다. 그래서 가장 불공평하면서도 공평한 것이 운동인 것이다.

몸을 만드는 것은 평생 해야 하는 나 자신과의 레이스라는 것을 기억하고, 그저 꾸준히 열심히만 가자. 그게 오래 해본 내가 해줄 수 있는 가장 현명한 답변이다.

중력 방향 + 중력 반대 방향으로 모두 버티며
운동해야 하는 이유

늘릴 때도, 당길 때도, 근육은 모두 당기는 힘을 유지하고 있어야 운동이 된다. 수많은 전문용어와 설명법이 있지만 내 방식대로 설명을 해주겠다. 근육운동은 크게 3가지를 하면 된다.

첫 번째, 민다
두 번째, 당긴다
세 번째, 버틴다

미는 운동의 대표적인 예는 푸시업이다. 밀어 올리는 힘, 올려서 버티는 힘, 내릴 때 버티는 힘, 이 3가지를 모두 쓴다면 베스트이다.
당기는 운동의 예로 턱걸이가 있다. 당길 때 주는 힘, 올라가서 버티는 힘, 내려오며 최대한 천천히 내려오려고 버티는 힘, 이렇게 3가지의 자극하는 방법을 늘 염두에 두고 운동에 임하자.

가동 범위에 따른
자극의 정도와 그 차이

'가동 범위'란 말 그대로 움직임을 허용하는 범위가 어디서부터 어디까지인지를 의미하는 것이고, '완전 가동 범위'란 본인의 관절과 근육의 힘이 허락하여 움직일 수 있는 최대 범위를 말하는 것이다.
처음 온 남자분들에게 푸시업을 시켜보면, 대부분 반 정도만 내려가고 씩씩대면서 횟수만 채운다. 이것을 예로 들어보겠다. 푸시업을 반만 내려갔을 경우는 내 어깨와 팔과 가슴이 늘어날 수 있는 범위의 반만 사용한 것이다. 이것을 '부분 가동 범위'라고 한다. 그런데 이제는 푸시업을 제대로 배워서 가슴이 바닥에 닿을 만큼 완벽하게, 깊숙하게 내려간다. 횟수는 반도 못 채우지만 자극의 정도는 배가 된다. 작은 동작으로 움직이면 근육의 작은 실 같은 묶음이 끝에서 끝까지 왔다 갔다 하는 것이 아니라, 끝에서 중간까지만 왔다 갔다 한다. 그래서 근육에 상처가 나는 범위도 작아지는 것이다.

결론을 내겠다. 너무 어렵게 생각하지 말고, 내가 감당할 수 있는 최대까지 크게 크게 운동하면 된다. 중량을 사용하지 않고 내 몸의 무게만을 사용해도 운동이 되냐고? 내 몸의 체중을 몇 퍼센트나 사용할 수 있는지에 달렸다. 3분의 1도 못 쓴다면 효과를 못 보는 것도 당연하고, 어디 가서 이렇게 얘기할지도 모르겠다. '맨몸운동으로는 운동이 안 된다'고.

단언컨대 내 몸을 완전히 사용할 줄 안 다면 중량운동으로 만든 근육보다 훨씬 탐스럽고 말도 안 되게 멋지게 갈라진 근육을 볼 수 있을 것이다.

전신운동을 고르게 해야 하는
절대적 필요성

가슴운동, 하체운동, 어깨운동, 등운동, 복근운동 등 부위별 운동법에 대해 들어보거나 실제로 해본 경험도 있을 것이다.

왜 전신을 고르게 운동해야 할까? 왜 내가 가지고 싶은 부위만 운동하면 안 되는 걸까?

맨몸운동에서 가장 중요한 것은 협응력이다. 1가지 맨몸운동 동작을 하려면 전신의 거의 모든 근육이 각자의 위치에서 힘을 써야 한다. 그래서 비대한 몸보다는 균형 잡힌 몸을 만들기에 적합하다. 맨몸운동은 전신을 사용해야 하기에 한군데만 집중해서 과부하를 걸어주는 웨이트트레이닝보다 근육이 커지기는 어렵지만, 이

소룡처럼 밸런스 좋은 몸을 만들기에는 좋다. 개인의 취향에 따라 장점으로 작용할 수도, 단점으로 작용할 수도 있다. 선택하면 된다. 당신의 취향이 옷걸이 좋고 슬림한 근육 쪽에 가깝다면 이제부터 집중해서 따라와라.

흔한 설명으로 푸시업이 있다. 푸시업은 팔운동일까, 어깨운동일까, 아니면 가슴운동일까?

전신운동이다. 엎드려서 플랭크 상태만 유지하려고 해도 기본적으로 버텨야 하는 곳이 팔과 어깨, 가슴, 복근, 허리, 엉덩이, 다리, 발끝까지이며, 이 모든 근육이 긴장을 하고 있다. 그리고 힘이 빠지기 전까지는 허리도 곧게 서 있고 절도 있는 동작으로 움직일 수 있으나, 힘이 빠지기 시작하면 허리가 무너져서 엉덩이가 처지기 시작하며, 팔과 가슴과 어깨에서도 힘이 빠지고, 팔꿈치가 옆으로 빠지기 시작한다. 메인이 되는 팔, 어깨, 가슴, 등에서 차례대로 힘이 빠지기 시작하고, 온갖 군데에 힘을 빌려오기 시작하며 자세가 망가진다.

하지만 기간을 두고 열심히 하다 보면 곧은 자세로 버틸 수 있는 시간이 길어진다. 온몸이 균형을 맞춰가면서, 서로 도와가면서 한계 지점을 늦추는 것이다. 나중에 익숙해진 뒤에는 못 밀었으면 못 밀었지, 허리가 휘거나 엉덩이가 처지는 일은 없다. 힘도 함께 균형을 맞춰 빠지기 때문이다.

물론 버티는 쪽보다는 움직이는 쪽이 더 강한 자극을 받는 것은 분명하지만, 발가락부터 손가락 끝까지 어느 한군데가 무너지면 그 동작은 완성될 수 없다.

그럼 어떻게 균형을 맞춰야 하나? 빠지는 부위 운동을 보강할까?

아니다. 운동을 최대한 단순화시켜서 내 몸이 받아들일 때까지 반복 숙달해라. 실제로 내가 해본 결과, 머리를 써가며 이것도 해보고 저것도 해보며 돌아가는 것보다는 직진으로 될 때까지 하나만 잡고 들이대는 게 훨씬 빨랐다. 그리고 같은 운동으로 계속하다 보면, 순간순간 갑자기 깨닫게 되는 포인트가 생긴다.

지금 이 말이 무슨 뜻인지는 열심히 운동하고, 몸의 능력이 향상되고, 여러 근육이 고르게 발달하기 시작하면서 느끼게 될 것이다. 지금은 그냥 흘러가도록 하자.

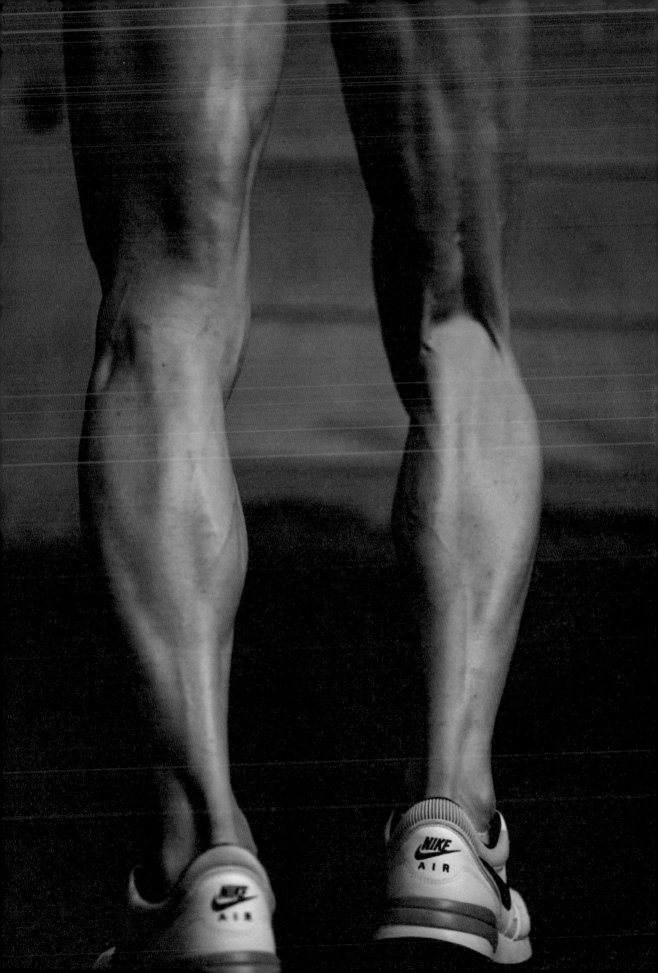

02

나를 위한

맞춤형 운동

<u>프로그래밍</u>

결 국 은

나 자 신 과 의 싸 움 이 다

'운동 프로그램'이라는 것은 개개인의 체력과 체형과 신체적인 특성을 모두 고려하며 짜야 하는 것이지만, 너무 이론적으로 파기보다는 아주 약한 운동부터 강한 운동까지 시간을 두고 조금씩 늘리면서 본인에게 딱 적당하다 싶은 강도를 찾는 것이 좋다.

앞에서도 이미 말했지만 다시 강조하겠다. 스트레칭은 정말 중요하다. 시간이 없고 귀찮겠지만, 스트레칭을 하고 안 하고의 차이는 엄청나게 크다.

운동 전의 스트레칭은 내 몸의 근육에게 '나 이제 운동 시작할 거니까 준비하자!'라고 알려주는 사인이고, 운동 후의 스트레칭은 '이제 끝났다. 고생했고, 제자리로 돌아가서 쉬어!'라고 명령하는 것이다. 우리도 말도 없이 갑자기 누군가가 일을 시키면 짜증부터 나지 않는가? 말해주고 시키자. 몸이 좀 더 말을 잘 들을 것이다.

또한 상체운동만 하기 십상인데, 하체운동도 꼭 같이해야 한다. 우리 몸은 모든 기어가 연결된 동력장치이다. 한쪽은 쓰지도 않고 다른 한쪽만 쓴다면, 남은 한쪽 때문에 버벅거리는 걸 느끼게 될 터이다.

많은 이들이 '누구누구의 루틴' 등의 표현을 사용해가며, 본인의 체력은 감안하지도 않고 남이 짜놓은 운동을 무작정 따라 한다. 결국은 누군가가 해보고 기록해놓은 것에 불과한데 말이다. 그렇기 때문에 무작정 따라 해서는 안 된다. 무리가 오거나 부상으로 이어질 가능성이 있기 때문이다.

예를 들어 누군가는 근육운동 후 과격한 유산소운동으로 지방 관리를 한다. 그러나 나는 천식이 조금 있다. 그래서 유산소보다는 철저한 음식 조절로써 평소에 관리하며 지방을 찌우질 않는다. 이런 식으로 본인의 신체 특성을 파악하고 그에 맞춰서 움직여야 하는 것이다. 내가 만들어놓은 《닥치고 데스런 BASIC》 역시 내가 많은 사람들을 가르쳐보고 직접 겪어본 바, 가장 기본적이면서 전신 모두가 자극되는 나름의 노하우와 순서를 그대로 만든 프로그램이다.

횟수와 쉬는 시간 역시 정하고 운동해야 할 테지만, 그것이 너무 버겁다면 조금 줄이거나 늘려서 내가 감당할 수 있는 선에서 시작을 해야 한다. 독기를 품고 열심히 하며 시간이 흐르길 기다리고, 몇 달 뒤에는 '내가 예전에 그랬었지'라며 성장한 나 자신의 모습을 볼 수 있음 되는 거다.

과거에 못했던 것을 지금 해낸다면 과거의 내가 현재까지 오기 위해 그만큼 노력했다는 증거이다. 가끔은 칭찬도 해주자. 나의 노력을 존중해줄 줄 알아야 발전도 할 수 있다. 다른 이보다 체질이 안 좋을 수도 있고 여러 가지로 다른 사람과 비교할 수도 있겠지만, 짜증 내고 절망해봐야 남는 건 없다.

운동은 자기 자신과의 싸움이다. 다른 사람이 6개월 걸릴 것을 나는 2년이 걸려서 해냈다. 대신 그렇게 오래 걸렸기에 망가지지 않았다면 내가 이긴 것이다. 그리고 그 시간을 들여 발전한 나의 모습을 보았다면, 계속적으로 꾸준히 더 높은 곳을 향해 도전하자. 몸에서 더 큰 도전을 받아들이는지 테스트해보자.

몸은 주어진 상황에 절대적으로 적응하도록 설계되어 있다. 운동에 익숙해져서 내 몸이, 혹은 내 감각이, 혹은 평소의 긴장이 조금이라도 느슨해졌다면 그 즉시 자극을 늘려주자. 다시 적응해낼 것이다. 해보기 전에 궁금해해본들 절대 알 수 없다.

일단 시도해봐야 한다. 지금 있는 곳에서 한 걸음 더 올라가면 더 많이 보일 것이고, 더 많이 가능해질 것이다.

실 전 을   위 한
운 동   프 로 그 램   만 들 기

다음에서 소개할 운동 순서는 큰 근육에서 작은 근육순으로, 1번부터 8번까지 힘든 것부터 치워가는 방식이다.

하체와 등허리, 가슴어깨, 복근 순서이며, 팔은 상체운동을 하는 동안 덤으로 먹을 것이다. 처음에는 20개 정도로 할 건데, 이때 체력에 따라 더 적게 해도 무방하다. 쉬는 시간은 조금 길게 가지고 바로 다음 운동으로 넘어간다.

이렇게 몇 달간 반복 숙달하며, 그동안 조금씩 횟수를 늘리고 운동 사이 쉬는 시간을 줄여보자. 몇 달만 해보면 '어라? 이것 봐라?' 할 정도의 변화를 볼 수 있게 될 것이다. 그렇다면 이제는 데스런의 전작《닥치고 데스런》에서 다룬 다른 운동을 찾아서 시도해본다. 철봉과 턱걸이 등의 좀 더 강한 운동으로 넘어갈 타이밍이 온 것이다.

	운 동	횟 수	쉬는 시간
1	스쿼트	20~40회	40~20초
2	런지(한쪽당)	20~40회	40~20초
3	데드리프트	20~40회	40~20초
4	벤트오버 로우	20~40회	40~20초
5	숄더프레스	20~40회	40~20초
6	푸시업	20~40회	40~20초
7	크런치	20~40회	40~20초
8	레그레이즈	20~40회	40~20초

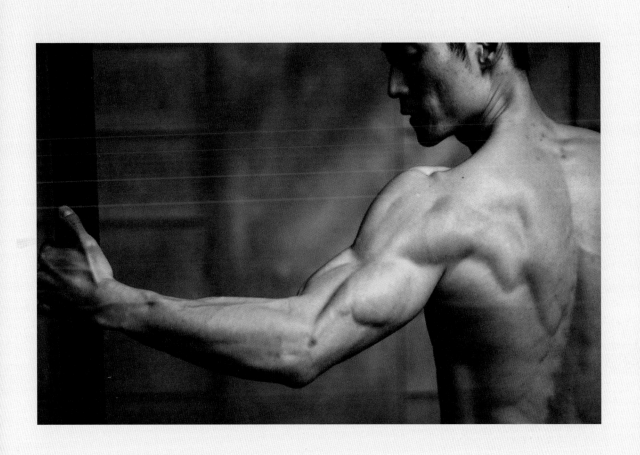

시간이 흐를수록 체력이 좋아질 것이다. 그러므로 횟수는 늘릴수록, 운동과 운동 사이의 쉬는 시간은 줄일수록 좋다. 이것만 몇 달 꾸준히 해도 기초체력과 근력, 라인은 충분히 잡을 수 있다. 그다음에 데스런의 다른 맨몸운동과 부위별 운동을 시작하자.

모든 운동의 영상은 데스런 유튜브채널이나 블로그에서도 보고 따라 할 수 있게 해두었다. 책에는 QR코드로 삽입해놓았다(64쪽 참조). 휴대폰 QR코드리더앱을 다운로드받아서 보면 된다.

운 동 의 빈 도 와
기 다 림

운동 빈도는 물론, 아주 당연히 매일 하는 것이 좋다. 하지만 각자 사회적인 포지션이 있고, 운동을 못 하는 날도, 몸이 안 좋은 날도 있을 것이다. 컨디션이 너무 안 좋은데 너무 억지로 끌어내어 운동을 하려다 보면 분명히 다치는 일이 생긴다. 늘 회복을 위해 노력해야 하지만, 가다 보면 하루 넘어가는 경우도 있을 수 있다. 너무 힘든 날은 손들고 하루 쉬어가도록 하자.

여기서 꼭 한마디 당부드리고 싶은 말씀이 있다.

운 동 은
' 기 다 림 ' 이 다

처음 운동을 시작할 때는 '나 이제 이거 할 거야, 받아줘'라고 신호 먼저 보내줘야 한다. 그리고 언제 받아줄지 모르는 놈을 먹여가며 쉬어가며, 때때로 아파하면 달래가며, 그렇게 운동해야 한다. 이렇게 시간을 보내다 보면 언젠가 받아주게 마련이다.

하고 싶은 운동이나 가지고 싶은 몸이 있다면, 맘먹은 대로 안 된다며 짜증 낼 시간에, 차라리 조금 더 공을 들여 몸과 더 많은 대화를 나눠라. 꾸준한 기다림만이 답이다.

03

운동 그리고 현실적인 음식 조절

**해 도 해 도 근 육 도 몸 도 늘 지 않 고
체 형 변 화 도 없 다 면**

가슴에 손을 얹고 생각해봐라. 다음의 질문에 아주 솔직히 답해보자.

최선을 다했는가? 힘들어지면 그냥 내려놓고
'그래 나는 하기는 했어'라며 합리화한 적은 없는가?

냉정하게 생각해보자. 깔끔하게 정리해주겠다.

기능적으로 늘어나는 것이 없다면 힘들 때 놓아버렸기 때문이다
겉으로 드러나는 것이 없다면 먹는 것에 신경을 안 썼기 때문이다

이게 100퍼센트 정답이다. 절대 진리는 아주 단순하다.

힘들 때까지는 노동, 힘들 때부터 운동

이 사실을 명심한다. 음식 조절은 며칠만으로 끝나는 게 아니라 죽을 때까지 해야한다는 사실을 기억하자.

먹고 싶은 대로 먹으려면
얼마나 운동을 해야 될까

운동만으로 먹는 것까지 잡고 싶다면, 그런 생각은 꿈조차 꾸질 마라. 아무리 잡으려고 해도 절대 잡히지 않을 거다.

난 라면과 피자가 제일 좋다. 라면이나 피자를 먹는 날은 가계부에 꼭 써놓는다. 점검해보니 평균 2달에 1번꼴이었다. 어떤 날 먹었냐 하면, 내가 그동안 파왔던 동작에 성공했거나, 머리끝부터 발끝까지 혈관이 연결되는 게 보이는 날이었다.

이처럼 먹을 때도 본인만의 기준을 만들고 먹어라. 스트레스받는다고 먹고, 기분 좋다고 먹고, 우울하다고 먹으면, 무분별하게 먹어치운 만큼 아저씨가 되는 거다.

둘 중 하나를 쿨하게 선택하자. 몸을 선택한 거면 평생 참는다. 먹을 걸 선택한 거면 쿨하게 인정하고 아저씨의 길로 접어들자. 어중간하게 둘 다 잡다가는 우울증 걸리기 딱 좋다.

운동 없이 음식 조절만으로
살을 뺀다면?

원푸드다이어트나 한 끼 먹고 굶는 등으로 2달에 10킬로그램을 감량했다고 치자. 영양분의 공급을 철저히 막아서 몸에 있는 에너지만으로 2달을 살았기에 몸의 체중이 줄어드는 것은 당연하다.

이처럼 살을 뺐을 때의 함정은? 근육과 지방을 반반 정도 썼다는 것이다. 지방만

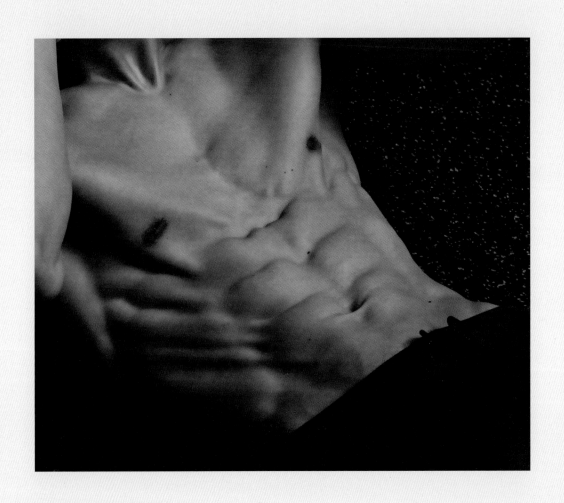

줄고 근육이 남아 있다면 몸이 더 좋아 보이고 멋지게 바뀔 것이나, 근육도 같이 빠졌기에 상당히 빈티 나게 빠질 것이다. 몸만들기에 있어서 중요한 점은 운동과 음식이 동시에 균형을 이뤄야 한다는 것임을 기억하자.

어렵게 생각하지 말자. 근육을 만드는 데 도움 주는 음식만 먹고, 지방으로 갈 음식은 최대한 안 먹고, 자주자주 나눠 먹으면서 운동은 거르지 않고 한다. 이렇게 하면 굶는 것보다는 시간이 배 이상 걸릴 터이다. 그러나 건강해 보이는 몸만들기 방법은 이것밖에 없다.

죽어도 운동은 싫은데 맛난 게 너무나도 좋다면, 그냥 맘 편히 쿨하게 내려놓아야 한다. 먹고 쉬는 즐거움을 대신해 살아가는 것뿐이다. 단, 살찌고 볼품없어지는 스트레스는 스스로 감당해야 할 몫이다.

기 초 대 사 량 과
다 이 어 트 의   관 계

"운동을 이만큼 하면 칼로리는 얼마큼 태우는 거예요?"

이 질문, 참 많이들 한다. 기초대사량, 칼로리 등을 따지며 묻곤 하는데, 이 답변에 앞서 필자는 영양학이나 생리학적 학위는 없다는 점을 먼저 밝히겠다. 그다음에 개인적인 의견을 말해주겠다.

본인이 알고 있는 기초대사량은 어떻게 알았는가? 체성분 측정?

문제는 여기서부터 시작된다. 그 체성분 측정기계의 측정방식은 손과 발에 전자파를 흘려서 측정치를 뽑아내는 것이다. 그런데 이게 기준치도 모호하고 편차도 큰 편이다.

또 본인의 기초대사량을 정확히 안다고 치자. 음식을 많이 먹었으니까 운동을 해서 태운다고들 하는데, 한 기관의 발표자료를 보았더니 전체 대사량에서 근육이 쓰는 비중은 100퍼센트 중에서 18퍼센트밖에 되지 않는다고 했다. 나머지는 간이나 뇌 등의 장기에서 에너지로 사용하는 것이다.

아무리 많이, 아무리 열심히 운동을 해도 500칼로리 태우기도 정말 힘들다. 주말에 살이 잘 찌는 이유는 생각도 활동도 많지 않고 음식을 많이 먹기 때문이다. 예를 들어 금요일 밤에 탕수육(500칼로리)에 짜장면(700칼로리) 그리고 술 한잔 하며 안주에 술을 마셨다고 치자. 못 먹어도 저녁 한 끼로 그날 본인의 몸이 쓸 수 있는 하루치 칼로리는 다 먹은 것이다. 아침 점심은 굶었는가? 뱃살은 그렇게 나오는 것이다. 앞으로는 이를 기억해두고 음식을 먹자.

운동은 10퍼센트
음식은 90퍼센트

운동과 음식을 자동차로 비유해보겠다. 음식은 자동차의 보디이고, 운동은 엔진과 미션 가죽 내장재 휠과 타이어의 모양과 사이즈, 편의사항 등의 옵션이다.

대부분 반대로 알고들 있는데, 음식은 필수이며 운동은 선택이다. 음식 조절만 건강하게 지속해도 살찌지 않고 배 나오지 않는 건강한 삶이 유지된다. 운동은 거기에 더 건강해지고, 더 멋진 몸을 가지고 싶은 당신의 욕구라는 말이다. 이쯤에서 묻겠다.

그래서 건강한 식사란 어떻게 하는 것인가?

가슴에 손을 얹고 생각해보자. 무얼 먹어야 하고 무얼 먹어서는 안 되는지, 또는 언제 먹어야 하는지 나보다도 페이스북이나 블로그의 유저들이 더 잘 알고 있더라. 가끔 내가 수업하는 이들 중에도 분명히 정확하게 알고 있지만, 생뚱맞게도 나에게 물어온다.

아, 진짜 어떻게 먹어야 좋아질까?

내 귀에는 이렇게 들린다.

    나는 좀 더 맛있는 걸 먹고, 아무 때나 많이 먹으면서 운동을 해도
    몸이 좋아질 수 있는 방법이 궁금해요

10대나 20대에게는 비만만 아니라면 그냥 먹으면서 운동이나 열심히 하라고 말한다. 워낙 대사가 잘되는 혈기왕성한 시기라 운동만으로도 되는 경우가 있다.

하지만 20대 후반으로 접어들고, 점점 노화가 진행되며, 음식 조절 없이는 불가능한 시기가 오는 법이다. 필자 또한 피나는 노력을 하고 있다. 비율로 정리해보자면 운동은 10퍼센트, 음식은 90퍼센트이다. 그만큼 음식은 엄청난 영향을 끼친다.

선명한 근육을 보고 싶다면 소금기 빼고 자극적인 것 빼고, 탄수화물 줄이고, 뭐든 가공되지 않은 음식을, 기름에 튀기지 않은 단백질 위주의 자연식으로 바꿔라.

참고로 나의 식단을 공개한다. 보충제와 약물은 일절 금하며, 아침과 점심은 단백질이 꼭 들어간 밥 반 공기 정도의 일반식 저염식사, 저녁은 탄수화물 없이 육류와 채소, 과일 위주로 먹는다. 아주아주 오랜 기간을 이렇게 먹고 있다. 술도 일절 안 하며, 밀가루와 맵고 단 음식은 정말 가끔만 먹는다. 참고로 제일 좋아하는 음식은 피자와 라면이다.

나도 좋아한다. 죽도록 참는 거다.

오늘도 운동하기 힘든
당신을 위한 DeSLun

'정체기'란 무엇일까? 열심히 운동하겠다고 다짐해도 왜 반갑지도 않은 '정체
기'란 놈이 들이닥치는 것일까?

이 글은 이론이 아니라, 그저 내가 겪어본 경험담이고 내 제자들이 겪어본 경험
담이다. 정체기란 운동을 하며 피로가 너무 쌓였거나, 더 이상 발전 없이 그 자
리에 머무는 것, 또는 하기 싫어지는 시기가 와서 대충 하며 합리화시키는 중
하나라 생각된다.

그래서 나는 '데드라인'이라고 표현한다. 운동을 열심히 하다가 하기 싫어진 것
이든 다른 이유에서든, 운동을 놓은 지 2주가 되면 그때부턴 정말 데드라인이
다. 그 2주 이후부터 몸이 급격한 퇴화를 시작하며 심리적으로 더 하기 싫어지
기 때문이다.

그럴 때는 차라리 쉬운 베이직 단계부터 다시 시작해보는 것도 좋은 방법일 수도 있다. 그리고 단기 목표를 너무 과하게 잡지 않고 운동하는 것도 지치지 않고 가는 데 도움 될 것이다. 해도 안 늘어나는 운동은 없다. 될 때까지 하지 않았을 뿐이다.

그리고 늘 셀카를 찍는다. 이왕이면 이 글을 읽고 있는 지금 당장 사진을 찍어라. 사람의 욕심은 끝이 없다. 과거의 사진을 나를 칭찬해주는 도구로 사용하자. 화장실로 가서 거울을 보며 셀카를 찍자. 이 셀카는 나를 위한 칭찬용 기록이 되어줄 것이다.
1달이든 2주든 일정한 기간을 정하고 사진으로 기록을 남겨라. 그리고 꾸준히 운동하면서 몇 년을 유지하고, 힘들 때마다 과거의 사진을 꺼내 보며 내 뒤통수를 쓰다듬어 주자. 단, 여기서 주의할 것은 몇 달 만에 소름 끼칠 만한 변화를 사진으로도 느낄 수 있다는 생각은 금물이라는 거다. 몇 달로 가질 수 있으면 지나다니는 사람 누구나 몸짱일 것이다.

때로는 삶의 휴식을 위해 여행을 가도 된다. 물론 출장이 많은 직업이라면 얘기가 좀 다라진다. 그런 이들은 출장이나 여행이 생활의 일부이기 때문에, 출장 중에도 음식 조절과 운동을 해야 한다.
그러나 일생에 몇 안 될 여행이라면 그냥 쿨하게 잊고 먹고 즐기자. 물론 여행을 간다면 운동을 못 하겠지만. 그러나 인생에 몇 번 없을 좋은 기회로 열흘간 여행 갈 기회가 생긴다면 가주는 게 좋다. 대신 다녀와서 2배의 시간을 투자해서 되돌려야 한다는 것을 알아야 한다. 그 노력이 아깝지 않다는 확신이 선다면 쿨하게 즐기고 다녀와서 막아보자.

앞에서도 말했지만, 나 역시 열흘간의 여행으로 4킬로그램이 늘었더라. 그걸 잡는 데 3주가 걸리긴 했지만 어쨌든 잡긴 다시 잡았다.

마지막으로 한마디 하자면, 센 놈이 오래가는 게 아니고, 오래가는 놈이 센 놈이다.

원하고 바란다면, 결정했다면, 딱 그거 하나만 바라보고 나머지는 버릴 줄도 알아야 한다. 나도 못난 인간인지라 여러 개를 다 잡을 수 없다는 걸 너무나도 잘 알기에 딱 하나만 죽어라 파고 있다. 그러니 이 책을 펼친 당신도 할 수 있다고 생각하면 좋겠다.

오래가자! 남과 비교하지 말고, 경쟁하지 말고, 뚝심 하나로 줏대 있게 갑시다!

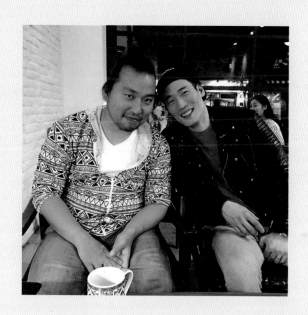

데스런+석가
근육의 생김새를 알면
운동이 쉬워진다

2판 1쇄 발행 2025년 4월 15일
초판 1쇄 발행 2017년 1월 2일

지은이 조성준+석정현
발행인 조상현
마케팅 조정빈

포토 필립
편집 봄눈 김사라
디자인 김성엽의 디자인모아, 유효경

펴낸곳 더디퍼런스
등록번호 제2018-000177호
주소 경기도 고양시 덕양구 큰골길 33-170 (오금동)
문의 02-712-7927
팩스 02-6974-1237
이메일 thedibooks@naver.com
홈페이지 www.thedifference.co.kr

ISBN 979-11-6125-536-1 (13510)

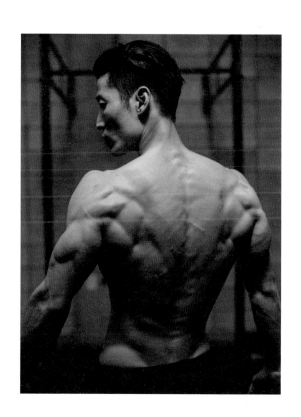

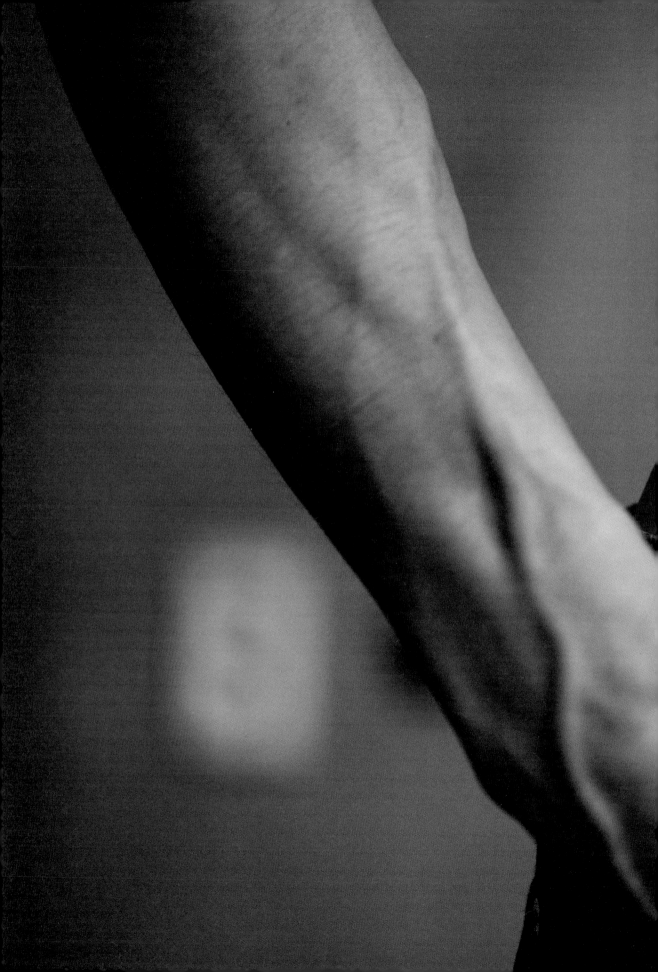

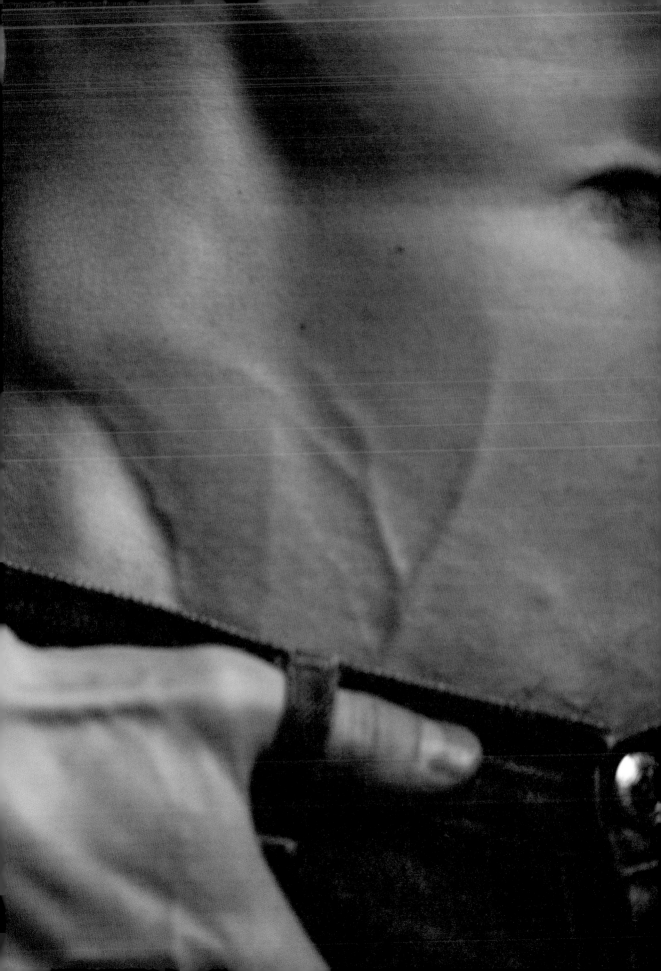

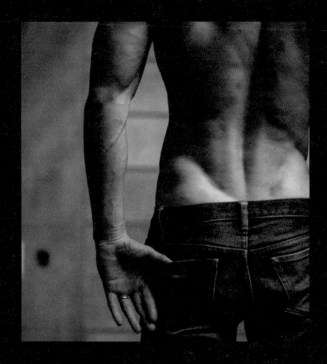

DeSun